主　审　马承泰

主　编　朱永洁

副主编　张亚楠　修麓璐

编　者（以姓氏笔画为序）

丁　静（青岛大学附属医院）
丁佳雯（青岛大学附属医院）
王　宁（青岛大学附属医院）
王　杉（青岛大学附属医院）
王华香（青岛大学附属医院）
王玲玲（青岛大学附属医院）
王星月（青岛大学附属医院）
王莲娜（青岛大学附属医院）
王海燕（青岛大学附属医院）
代风双（青岛大学附属医院）
朱永洁（青岛大学附属医院）
刘　晴（青岛大学附属医院）
刘莺莺（青岛大学附属医院）
许雪梅（青岛大学附属医院）
孙程程（青岛大学附属医院）
杜　琛（青岛大学附属医院）
李　雪（青岛大学附属医院）
李倩倩（青岛大学附属医院）
肖树然（青岛大学附属医院）
肖皓月（青岛大学附属医院）
吴晓倩（青岛大学附属医院）
吴倩男（青岛大学附属医院）
宋可可（青岛大学附属医院）
初阳蕾（青岛大学附属医院）
张亚楠（青岛大学附属医院）
张智容（青岛大学附属医院）
张瑞娟（青岛大学附属医院）
张瑜新（青岛大学附属医院）
陈晓曦（青岛大学附属医院）
周明秀（青岛大学附属医院）
修麓璐（青岛大学附属医院）
袁彩霞（青岛大学附属医院）
唐学娟（青岛大学附属医院）
盛中华（青岛大学附属医院）
董　梅（青岛大学附属医院）
董永珍（青岛大学附属医院）
傅培荣（青岛大学附属医院）
谢佩佩（青岛大学附属医院）

人民卫生出版社

·北　京·

图书在版编目(CIP)数据

老年护肺宝典 / 朱永洁主编. -- 北京：人民卫生出版社，2021.5

（老年照护图解丛书）

ISBN 978-7-117-31502-9

Ⅰ. ①老… Ⅱ. ①朱… Ⅲ. ①老年人－呼吸系统疾病－防治－图解 Ⅳ. ①R56-64

中国版本图书馆 CIP 数据核字（2021）第 079859 号

老年照护图解丛书——老年护肺宝典

Laonian Zhaohu Tujie Congshu——Laonian Hufei Baodian

主　　编：朱永洁
出版发行：人民卫生出版社（中继线 010-59780011）
地　　址：北京市朝阳区潘家园南里 19 号
邮　　编：100021
E - mail：pmph @ pmph.com
购书热线：010-59787592　010-59787584　010-65264830
印　　刷：北京盛通印刷股份有限公司
经　　销：新华书店
开　　本：710 × 1000　1/16　　印张：11
字　　数：153 千字
版　　次：2021 年 5 月第 1 版
印　　次：2021 年 7 月第 1 次印刷
标准书号：ISBN 978-7-117-31502-9
定　　价：52.00 元
打击盗版举报电话：010-59787491　E-mail：WQ @ pmph.com
质量问题联系电话：010-59787234　E-mail：zhiliang @ pmph.com

《老年照护图解丛书》
编写委员会

编委会主任　吴欣娟

编委会副主任　魏丽丽　黄　霞

编　委　（以姓氏笔画为序）

朱永洁　刘娅婻　吴欣娟　柳国芳　祝　凯　黄　霞　魏丽丽

编委会秘书组　（以姓氏笔画为序）

吕世慧　李　丽　李　霞

总主审　牛海涛

总主编　黄　霞　魏丽丽

分册主编　（以姓氏笔画为序）

朱永洁　刘娅婻　柳国芳　祝　凯　黄　霞　魏丽丽

中华护理学会　青岛市护理学会科普委员会　青岛大学附属医院　组织编写

序

随着生活水平的提高，人口老龄化已成为我国需要面临和解决的问题之一。据调查，截至 2020 年年底，中国 60 岁以上的老年人达到 2.64 亿，占总人口的 18.7%，其中超过半数患有慢性病。心脑血管疾病、退行性骨关节病、慢性阻塞性肺疾病、糖尿病等疾病的发病率最高，且大多数老年人同时患其中的 2 ～ 3 种疾病。重大慢性病过早死亡率在 2015 年高达 19.1%，《“健康中国 2030”规划纲要》提出，2030 年我国平均寿命要提高到 79.0 岁，重大慢性病过早死亡率降低至 13.37%。由此可见，加强老年人常见病、慢性病的健康指导和综合干预，强化老年人健康管理，推动老年人心理健康与关怀服务开展，推动居家老年人长期照护服务发展，是达到纲要要求和健康目标的重要手段。

随着身体功能的衰退，老年人对自身的健康状态越来越关注，迫切希望获取自我保健和居家照护等方面知识。互联网时代医学科普宣传中存在大量“害人不商量”的伪科学和“无用也无害”的非科学。由于老年人基础医学知识匮乏，辨别“伪科普”的能力欠缺，所以亟需医学专业人士本着负责、严谨及循证的原则来进行医学科普书籍的策划和编写。

《老年照护图解丛书》（以下简称“丛书”）在这样的社会背景和需求之下出版发行，著书目的与《“健康中国 2030”规划纲要》的要求以及老年人的自我照护知识需求不谋而合。丛书共 6 册，包括《老年照护图解丛书——老年养心趣谈》《老年照护图解丛书——健脑不见老》《老年照护图解丛书——老年糖友俱乐部》《老年照护图解丛书——老年护肺宝典》《老年照护图解丛书——老年“骨”事汇》《老年照护图解丛书——老年难言之隐那些事》。丛书由专业医务工作者编写，以心血管系统、神经内分泌系统、呼吸系统、运动系统、泌尿生殖系统的常见疾病为主要内容，用深入浅出的语言，结合漫画及图解的形式详细介绍老年人在居家生活、防病治病、自我照护以及他人照护等方面应该注意和掌握的方式、方法。丛书知识全面，图文并茂，指导具体，内容贴合我国的社会发展现状，表现形式符合老年人的阅读习惯，让老年朋友能从中获取健康的生活理念、积极的生活态度和科学的照护知识。《老年照护图解丛书》是一套真正切合老年人照护需求的科普知识宣传教育书籍，在提高老年人健康素养，推进老年人居家照护等方面必将发挥重要的影响和作用。

感谢丛书作者们积极响应国家政策要求，不忘医者初心、牢记健康使命，在进行繁重的医学研究、临床实践以及护佑生命工作的同时把医学知识科普化、通俗化，惠及公众。感谢他们为实现全民健康，提升全民健康素养做出的贡献。

是为序。

中华护理学会理事长　吴欣娟

2021年1月

前 言

呼吸系统是机体和外界进行气体交换的器官总称，是直接与外环境进行物质交换表面积最大的系统。中国传统医学认为，肺不容异物，不耐寒热，故易外感六淫之邪。由此可见，呼吸系统最易遭遇外环境侵袭。

近年来由于吸烟及二手烟暴露、室内外空气污染、病原体变化、人口老龄化加剧以及生活方式的改变，使得慢性呼吸系统疾病发病率呈逐年上升趋势。慢性呼吸系统疾病起病隐匿，早期临床症状不明显，大多数患者未及时就诊，一旦病程迁延，病情往往不可逆，导致严重的不良结局。慢性呼吸系统疾病已成为我国面临的重要公共卫生问题。2019 年 7 月 9 日，国家发布《健康中国行动（2019—2030 年）》，提出开展 15 个专项行动，涉及呼吸健康的行动有 8 项，包括：健康知识普及行动、全民健身行动、控烟行动、健康环境促进行动、职业健康保护行动、癌症防治行动、慢性呼吸系统疾病防治行动、传染病及地方病防控行动。

相关研究表明，20% 老年人的呼吸系统会发生严重的退行性改变，出现肺活量降低，残气量增加，最大通气量下降，以及免疫功能下降。长期卧床的老年人因活动量减少，还会诱发呼吸道感染而危及生命。因此，了解老年人呼吸系统变化，学会并加强对老年人呼吸系统的照护，是需要政府、社会、家庭、个人全面参与和努力的重要课题。

本书用大量的图解示例，以老年人呼吸系统为切入点，从老年人呼吸系统特有的生理与病理特点，易感因素及防病知识，常见病照护要点，呼吸系统养生保健等内容进行科普知识讲解，是老年人的养肺护肺指导手册和呼吸系统疾病照护宝典。

由于我们学识水平和能力有限，书中不足之处，敬请各位专家、同仁和广大读者提出宝贵意见，以便修正和补充。

朱永洁

2021 年 1 月

目　录

一、老年人呼吸系统的变化

肺居胸中，上通喉咙，开窍于鼻。肺主气，司呼吸，为体内外气体交换通道，是呼吸系统重要组成部分。

常言道：人活一口气。这“气”含义有许多，有人觉得是志气，有人说它是精气。抛开这些抽象的内容不讲，我们实实在在呼吸就是这口“气”。呼吸系统承载着人类生命，人体需要不停地与空气进行气体交换摄入氧气，保证正常的生命活动。说到呼吸，您清楚这简简单单的一呼一吸到底有哪些玄机吗？呼吸系统又是如何按部就班地运行呢？请跟我一起来看看吧！

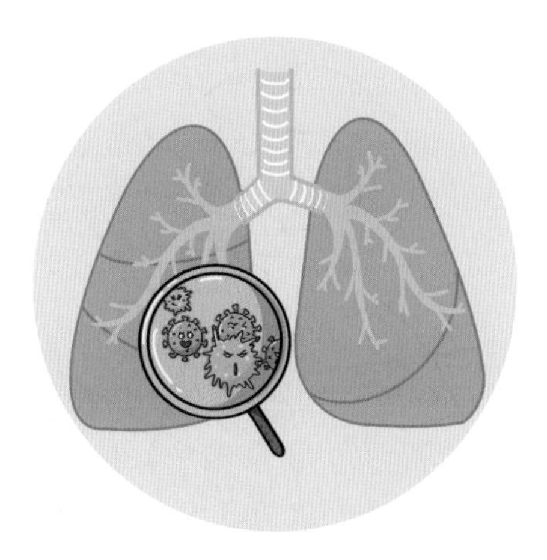

老年人呼吸系统变化

（一）空气奇妙探险记

一天早上，空气中的氮气、氧气、水蒸气等分子以及杂质颗粒围着刚刚探险回来的二氧化碳分子好奇地询问。听着各种问题，二氧化碳摆摆手说道：“既然这么好奇，你们自己去看看就知道啦！”说完就走开了，留下摸不着头脑的大家伙儿。突然窗户被打开了，老费伸了个懒腰，打了个哈欠，就这样，氧气分子和它的小伙伴们一起被吸进了老费身体里，展开了一段奇妙探险。

小贴士

呼吸系统是人体与外界空气进行气体交换的一系列器官总称，包括鼻、咽、喉、气管、支气管、大量的肺泡、血管、淋巴管、神经以及胸膜等组织。临床上常将鼻、咽、喉称为上呼吸道，气管以下的气体通道称为下呼吸道。

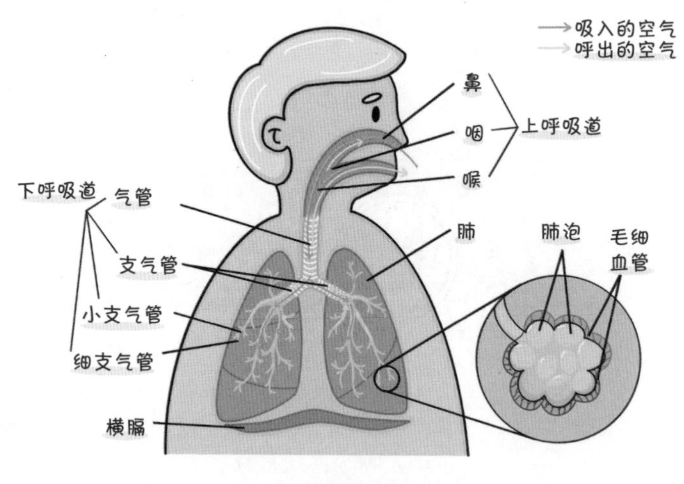

呼吸系统组成

人体吸入或是呼出的气体是由氮气、二氧化碳及氧气等组成的混合体，其中氧气对我们的生存最重要。它从口鼻进入身体，通过咽、喉、气管、支气管，最终到达肺部里的小气囊——肺泡。氧气从肺泡向血液弥散，跟随血液循环来到各组织器官。

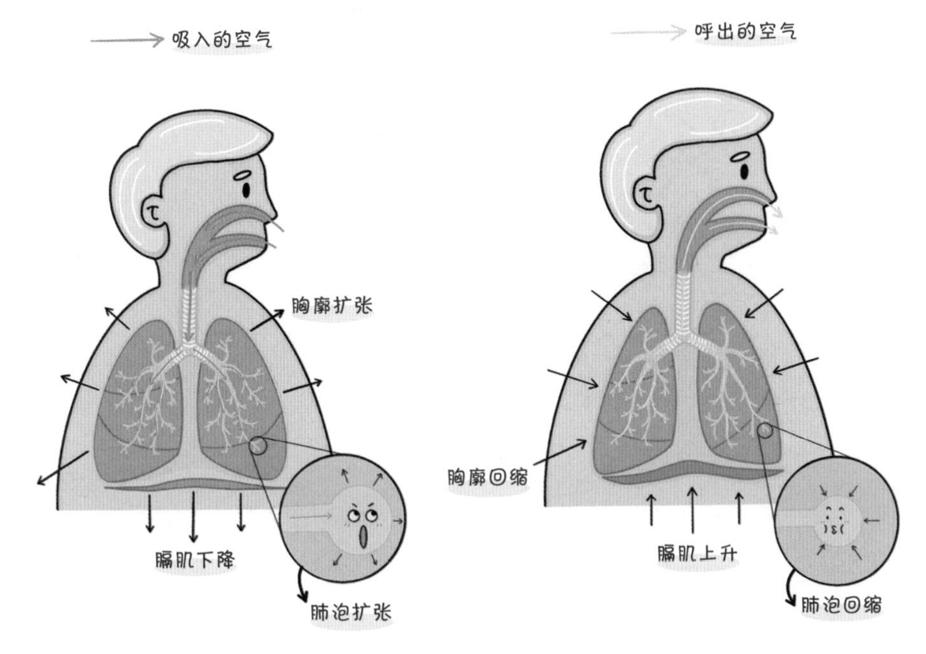

呼吸运动时身体变化

您知道吗

人一天呼吸 20 000 多次，参与呼吸的气体有 10 000 升，可以装满 4000 桶 2.5 升的矿泉水瓶。一个成年人每天至少需要 250 ~ 500 升氧气，才能保证机体运转需要，这可真是一项巨大的工程。

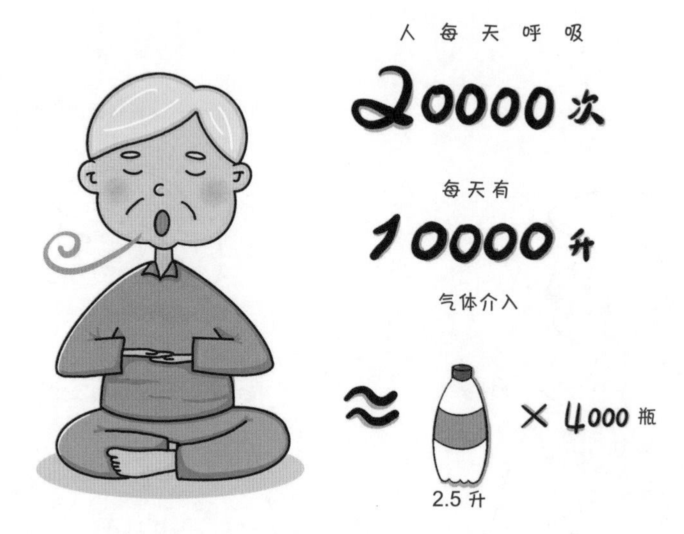

人每天呼吸
20000次
每天有
10000升
气体介入
≈
×4000瓶
2.5升

呼吸相关知识

（二）空气过滤器——上呼吸道

空气先到达呼吸系统第一道防线——鼻腔。这里环境温暖、湿润，到处是黑漆漆的“树林”，在这里，几乎所有的灰尘等大颗粒物质会被挡住脚步，迷失在“树林”里。

小贴士

呼吸系统中各器官分工明确。其中鼻腔有加温、湿润和清洁空气的作用，还能为发声提供共鸣，而像“树林”一样的鼻毛可以阻挡病毒、细菌和灰尘进入气道。咽上部与鼻腔和口腔连通，下部与喉和气管相通，是食物与气体的共同通道。喉是呼吸道中的特殊存在，兼有发声的功能。

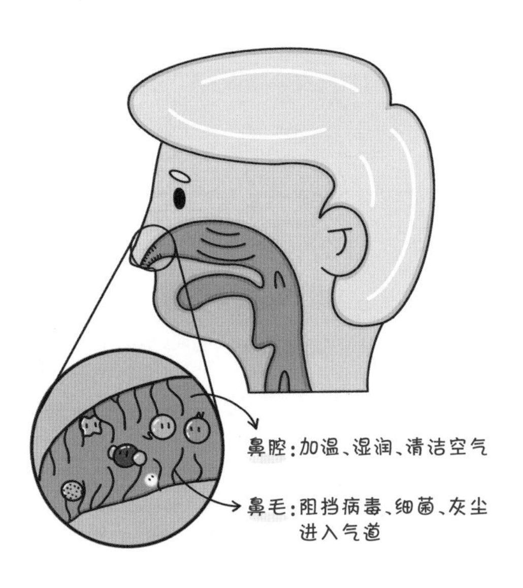

鼻腔作用

您知道吗

老年人鼻黏膜变薄，腺体萎缩，分泌减少，且经口腔呼吸次数增多，导致老年人鼻腔对气流的过滤、加温、加湿功能减退甚至丧失，气道整体防御功能下降。随着年龄增大，老年人喉黏膜变薄、感觉降低，防御性反射变得迟钝，易产生吞咽障碍，也易使食物及病原体进入下呼吸道，引发吸入性肺炎。

（三）气体输送管——气管、支气管

初步过滤后的空气来到气管，这里环境更加温暖、湿润。管路内布满奋力摆动的软毛刷，上面附着薄薄的一层黏液。细菌和尘粒经过这里会陷进黏液里，被摆动的软毛刷带到入口。剩下的空气分子们继续向前，没过多久就来到了叫作“气管杈”的岔口。

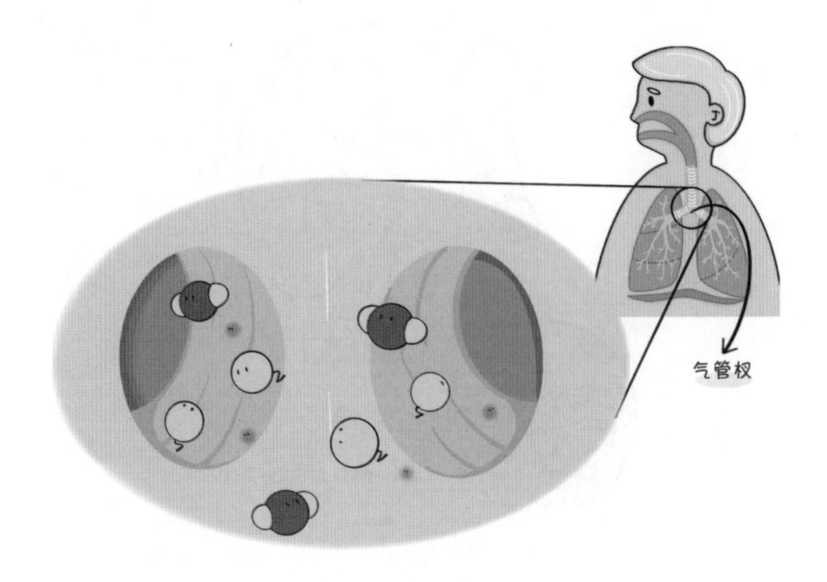

气管杈

站在岔口，空气分子们往两边瞧了瞧。左边这条路虽然不算宽阔，但还算平缓，右边这条路虽然宽阔，但似乎很长，一眼望不到头。于是，它们决定兵分两路，分别去探险。接下来的道路跟之前都差不多，只是路越走越窄，分叉越来越多，小伙伴们越走越分散。

小贴士

气管及各级支气管负责传送气体，它们表面的上皮细胞有着像头发一样的纤毛。更深层由基底膜细胞和疏松结缔组织组成，它们和上皮层一起组成了气道黏膜层。黏膜层外是平滑肌细胞，之后是更多的结缔组织，这两层共同组成黏膜下层，是黏液腺所在之处。

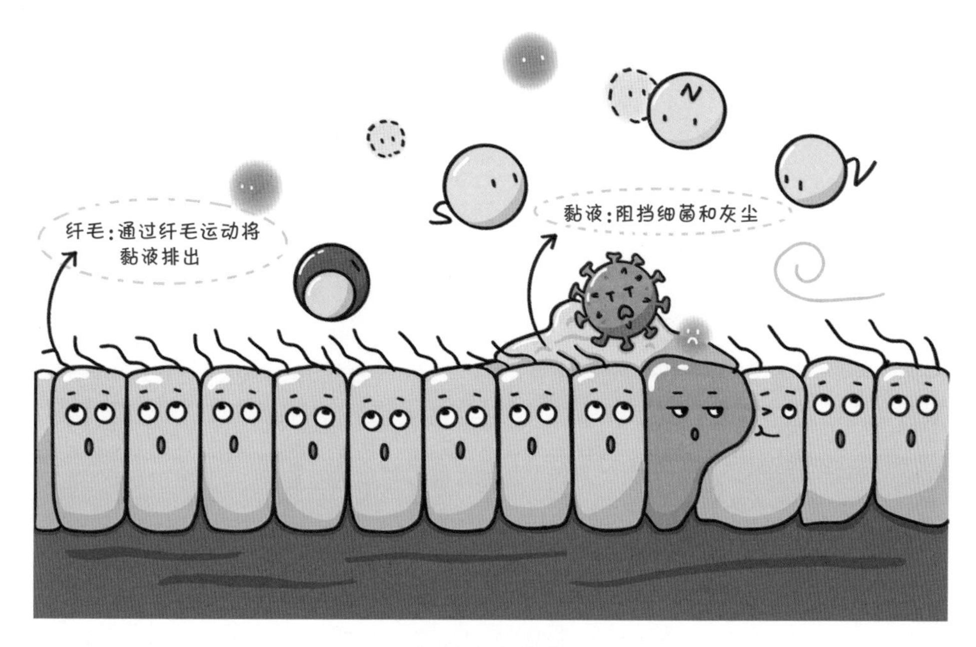

气管上皮细胞

您知道吗

老年人由于气管、支气管黏膜上皮萎缩、弹性下降，纤毛活动力度降低，阻挡尘粒进入肺部能力下降，导致气道内分泌物滞留，如果再碰上细菌、病毒侵入，极易发生肺炎。

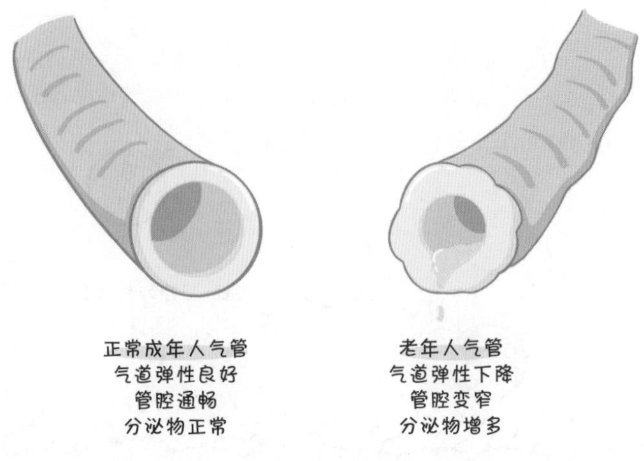

老年人气管变化

（四）气体枢纽站——肺泡

氧分子和小伙伴们终于来到了气管最尽头——肺泡。小小的肺泡就像站台，站台外毛细血管网像是一条条四通八达的轨道，纵横交错，把站台包裹起来。“嘟嘟嘟”有“血液号”列车准备进站了。列车一进站，二氧化碳分子争先恐后地下车，氧气分子被推挤着上车，等列车满座就又出发了。

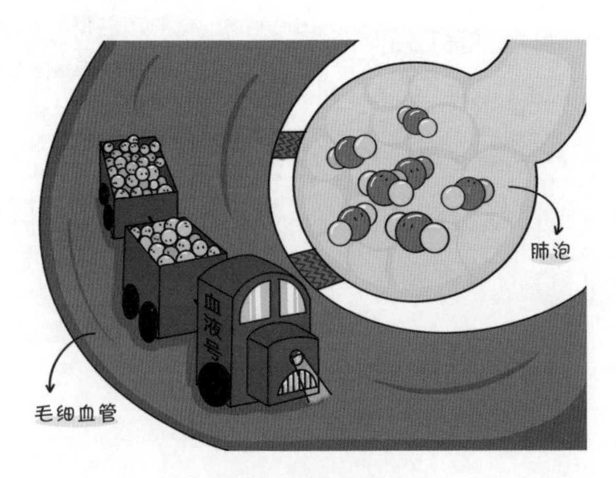

肺泡内气体交换

小贴士

成年人肺内含有 7 亿个肺泡，总面积近 100 平方米，约 20 个乒乓球台那么大。它是细支气管反复分支而成，壁薄有弹性，由单层上皮细胞构成，外面包绕着毛细血管网，是氧气和二氧化碳进行交换的场所。

肺泡内只交换氧气和二氧化碳吗？

我们都知道，煤气中毒就是一氧化碳气体通过肺泡进行气体交换，进入血液引发的中毒症状。由此看来，肺泡不只交换氧气和二氧化碳，还有一氧化碳、氯气、硫化物等气体。

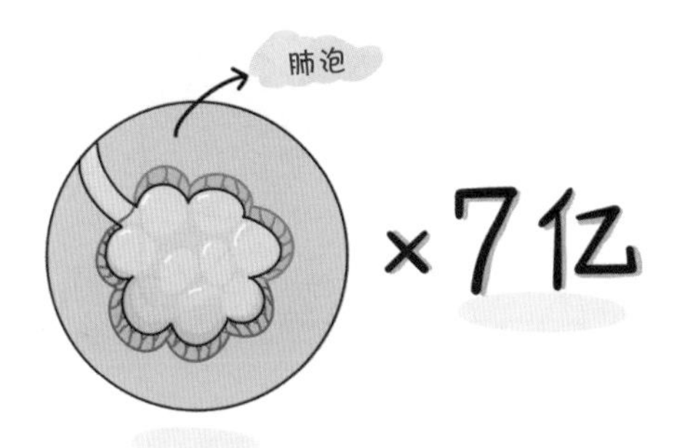

总面积约 100 平方米

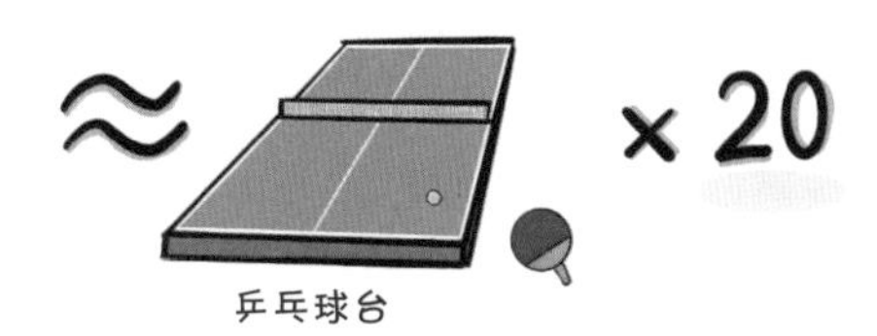

肺泡相关知识

您知道吗

（1）人肺组织随着年龄增长不断发生退行性变化。研究显示，50岁以上时，细支气管、肺泡管和肺泡周围弹性纤维会发生扭曲和断裂，肺泡弹性开始下降。

（2）70岁时肺泡总面积减少到60平方米左右，有效气体交换面积减少、效率下降。

（3）老年人血流速度减慢、毛细血管数量减少、细胞膜通透性降低，体内细胞呼吸作用下降，对氧气利用率下降。

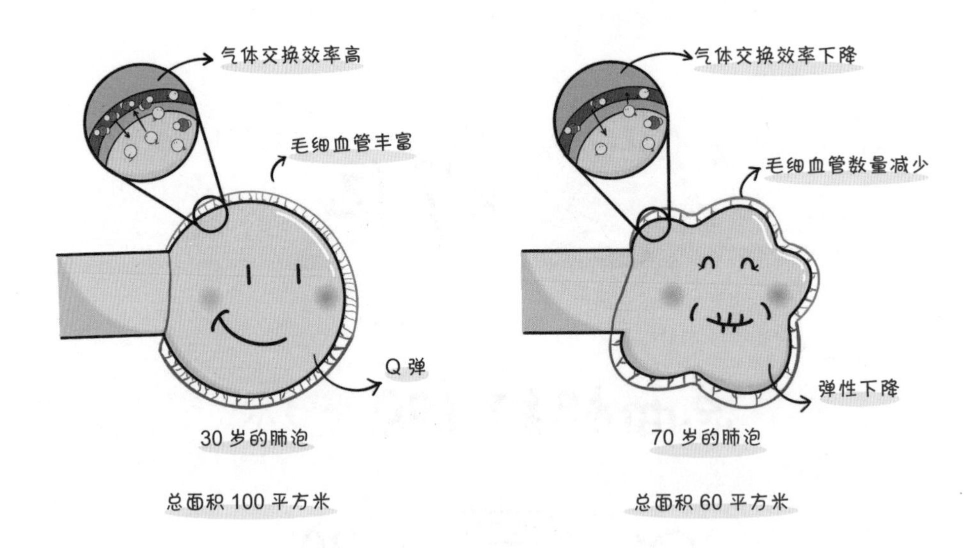

老年人肺泡变化

二、呼吸系统常见检查及配合要点

体检是医生运用自己的感官、检查器具、实验室设备等直接或间接检查患者身体状况的方法，也称为身体检查、理学检查或健康检查。其目的是收集与患者健康相关的客观资料，及早发现、预防疾病隐患。呼吸系统正常运行是人类生存的必要条件，人类能够生存是因为能够呼吸，而肺部是人体重要呼吸器官，老年人定期去医院做肺部体格检查，可以及时发现肺部疾病，早发现，早治疗，可以更好地保证自己的身体健康。

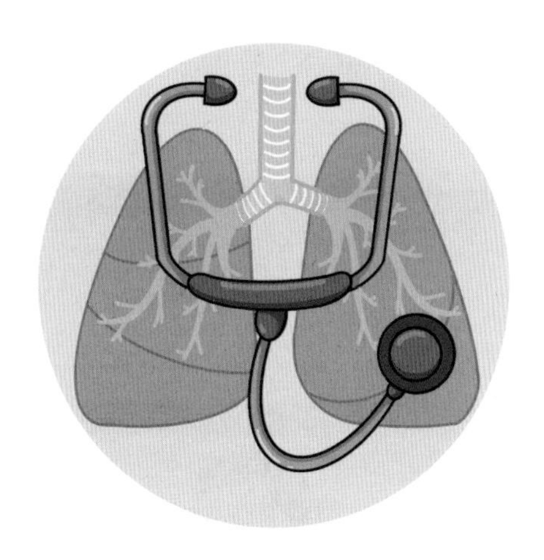

呼吸系统常见检查及配合要点

肺部检查多种多样，根据检查仪器、检查方式不同，有不同的注意事项、科学参考依据及参考价值。本部分详细地向大家介绍肺部检查常见检查方式及注意事项。如需体检，请到正规医院，遵医嘱进行。

（一）为什么要定期进行肺部检查

“害怕去体检”，这是很多人尤其是中老年人最常见的想法。人们通常抱有侥幸心理，对自己的身体状况盲目自信。还有不少人认为正常体检没有必要，只在觉得有病时才去医院。这些观点是极其错误的。

呼吸系统慢性疾病起病隐匿，疾病早期症状不明显，早期诊断不及时，不能及早干预、治疗，往往会导致不可逆的严重不良结局。钟南山院士指出，普及肺功能检查进行慢性阻塞性肺疾病（简称慢阻肺）

早期筛查，使治疗节点前移是我国慢阻肺防控的重要措施。研究显示，肺癌中不同分期患者预后存在显著差异，原位癌治愈率接近100%。由此可见，健康体检是一种新的自我保健方式，它可以变被动看病为主动检查，变消极治病为积极防病。呼吸系统疾病可以通过早期检查、早期发现和早期治疗进行控制。

人的身体是一个微妙的动态系统，每天都在不停地发生着细微变化，一次体检结果并不具有长期的意义。人体健康会随着时间、年龄、生活习惯及工作压力而改变。根据自己的年龄、家族史、具体身体状况坚持定期体检是早期、及时发现疾病的有效措施。

小贴士

呼吸系统查体，您可以这样做。

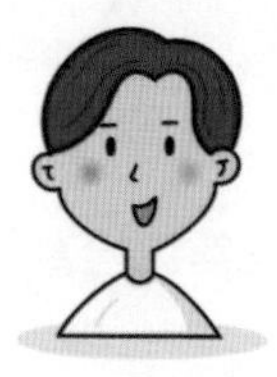
40岁以下
每2年进行一次健康查体
呼吸系统疾病筛查：胸部X线片
有吸烟史、呼吸系统疾病家族史的人
可适当缩短健康查体间隔时间

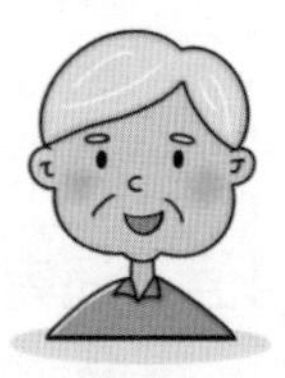
40岁以上
每年进行健康查体
呼吸系统疾病筛查：胸部X线片
有吸烟史、呼吸系统疾病家族史的人需要
增加肺功能检查、胸部CT检查等

不同人群健康查体特点

对中央型肺癌确诊、肺炎致病菌的明确，最有价值的方法是支气管镜检查。对周围型肺癌、胸腔积液及脓腔致病菌的明确，胸部CT介导下活检穿刺是确诊的“金标准”检查。

（二）肺部照相机——X 线

胸部 X 线就是 X 线穿透身体组织形成照片，这样就可以看到身体里面都发生了什么。X 线的特点是穿过人体不同密度组织时可在片子上呈现从白到黑的变化。X 线几乎无法穿过高密度物质，例如骨骼在胸片中呈现白色。穿过肺部时，由于肺内含有大量气体，可以被更多 X 线穿透，在胸片中呈现黑色。根据肺部组织密度不同，X 线片就能清晰地记录肺部大体病变，如肺部炎症、肿块、结核等，适用于怀疑有心、肺疾病，住院或者手术前需要体检的患者。

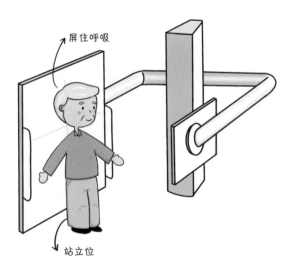

胸部 X 线

您知道吗

老年人由于间质纤维组织增多、肺血管弹性纤维退化等，胸部 X 线片常显示在肺部周围有纤细肺纹理。老年慢性支气管炎患者显示肺纹理较僵直、迂曲，呈网格状改变。

30岁正常人胸部X线片

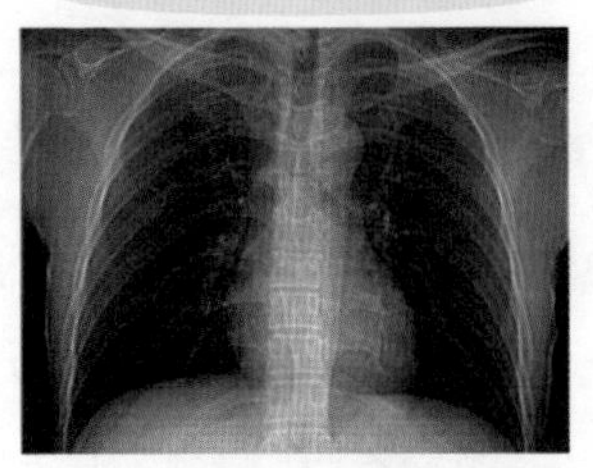

胸廓对称
气管居中
双肺野清晰

70岁老年人胸部X线片

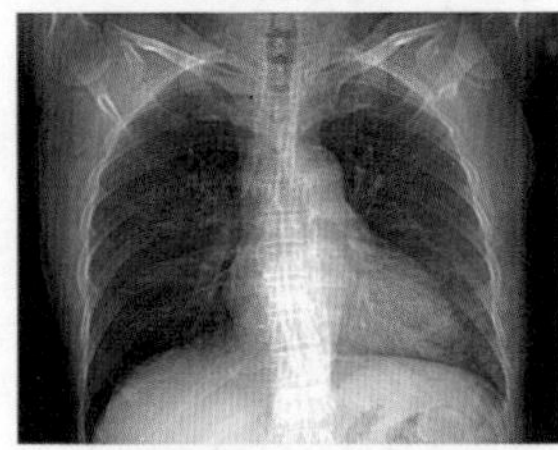

肺部纹理增多
老年慢性支气管炎患者
肺部纹理呈网格状

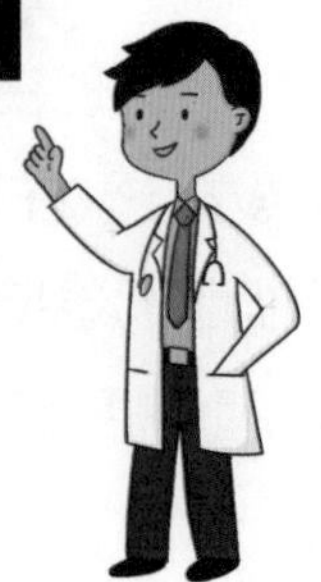

老年人胸部X线片变化

小贴士

进行X线检查时，检查者通常是站立位，屏住呼吸，在不到1秒的曝光时间内成像。

注意事项：

(1)特殊人群包括婴幼儿、孕妇(尤其怀孕初期3个月内)，应谨慎行X线检查。如果确实需要做，首先要告知拍片医务人员自身的特殊情况，以便进行必要的防护。

(2)检查者胸口口袋内勿放硬币、手机；颈部摘掉项链、吉祥物等饰品；女性患者请脱去带金属胸托的内衣及有子母扣的衣裙。

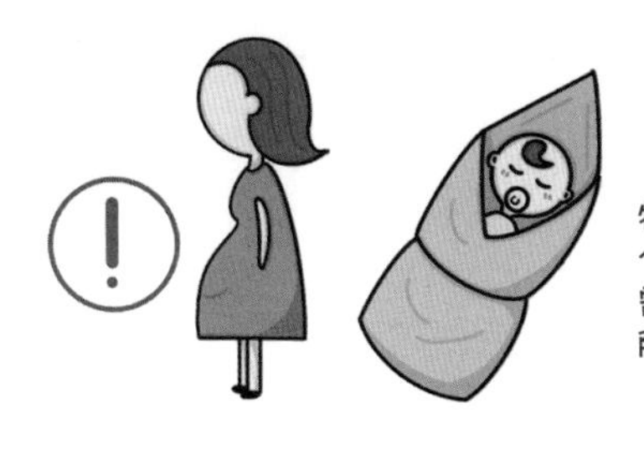

特殊人群包括婴幼儿、孕妇（尤其怀孕初期三个月内），应谨慎行X线检查。如果必须要做，需要告知医务人员自身的特殊情况，以便进行防护

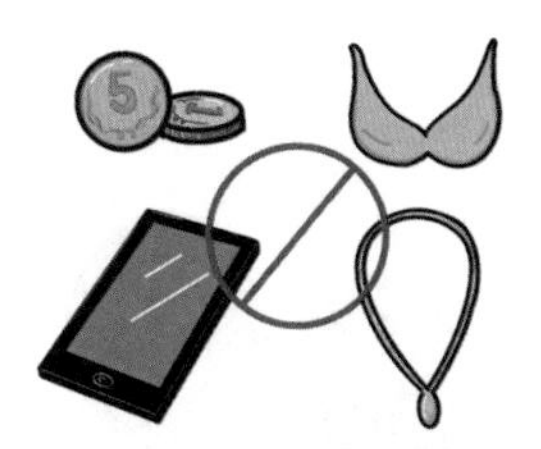

检查者胸口口袋内勿放硬币、手机；颈部摘掉项链、吉祥物等饰品；女性朋友请脱下带金属胸托的内衣及有子母扣的衣裙

胸部 X 线检查注意事项

（三）肺部扫描仪——肺部 CT

现在去医院看病，做个 CT 检查，就跟去菜市场买菜一样平常。那么，如此平常的 CT 到底是什么？

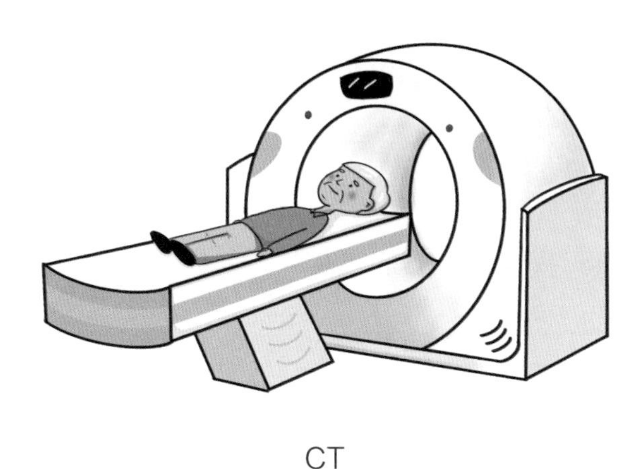

CT

CT（computed tomography），即电子计算机断层扫描，它成像生成的图片与胸部 X 线片类似，但 CT 成像过程更复杂，简单来说就

是机器发出射线，穿透人体，围绕人体某一部位进行一个接一个横断面扫描。就像去买西瓜的时候，把西瓜切开才能看到里面的情况，而且这个切片厚度小于1毫米。

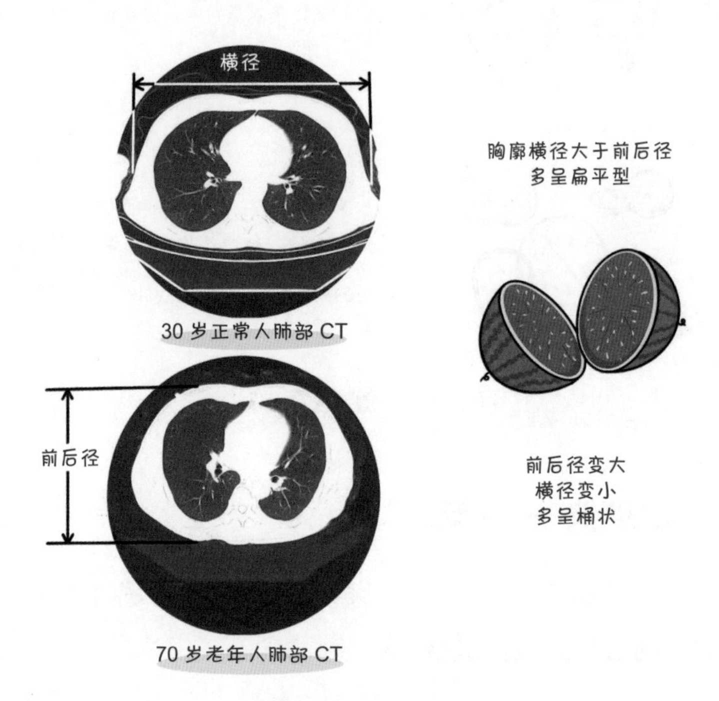

老年人CT变化

CT对肺部创伤、感染性病变、肿瘤等均有很高的诊断价值，对于纵隔内肿物、淋巴结以及胸膜病变等显示也令人满意。

注意事项：

（1）在检查过程中一定要听从口令，做好吸气、闭气配合，这样不会产生呼吸运动伪影。

（2）患者胸部不能有金属类物品，比如手机、硬币或是金属扣子。因为金属物品会产生伪影，从而影响对肺部病变诊断。

（3）如果在检查过程中出现了不舒服，又或者是突发意外情况，应立即告诉医生停止检查。

（4）做肺部增强CT，如果检查者身体状况良好，检查后1小时、

2 小时、3 小时分别饮用 400 ～ 500 毫升水，保证一天内总饮水量在 2000 毫升以上，加速造影剂从肾脏排泄。

（5）如果患者是儿童或意识不清人群，应在家属陪同下进行检查。但是，由于 CT 具有一定的辐射性，备孕或已经怀孕的人不适合陪同患者。

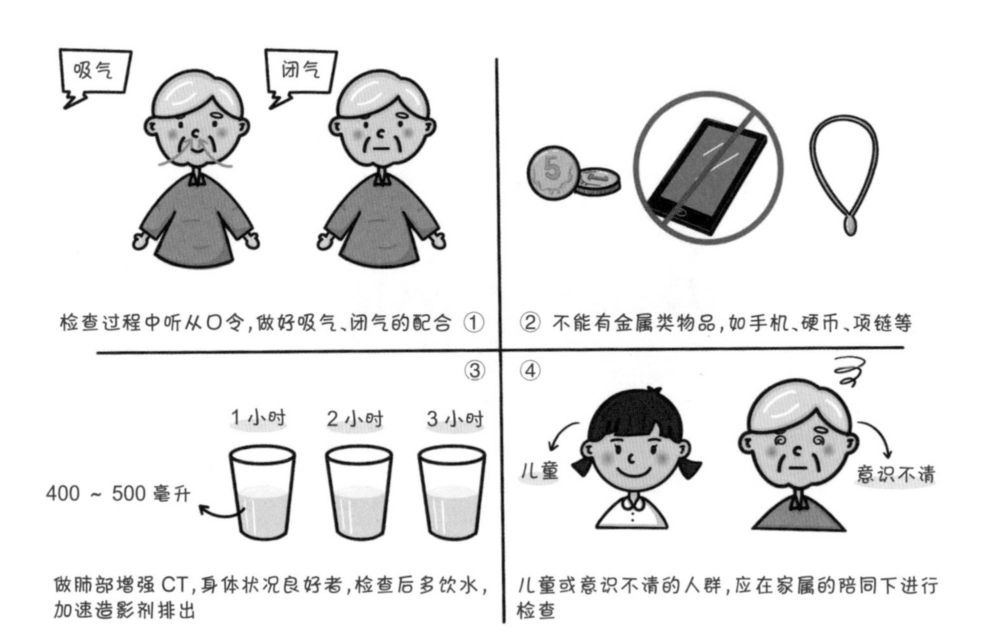
吸气
闭气
检查过程中听从口令，做好吸气、闭气的配合 ①
② 不能有金属类物品，如手机、硬币、项链等
③
1 小时
2 小时
3 小时
400 ～ 500 毫升
做肺部增强 CT，身体状况良好者，检查后多饮水，加速造影剂排出
④
儿童
意识不清
儿童或意识不清的人群，应在家属的陪同下进行检查

CT 检查注意事项

（四）一吸一吹，肺功能早知道

肺功能检查是呼吸系统疾病常见检查之一，用于呼吸系统疾病早期诊断，判断病情严重程度，评价药物等治疗效果，对于评估外科手术（特别是胸部手术）耐受力及职业相关肺疾病具有重要意义。

那么，怎么进行肺功能检查呢？

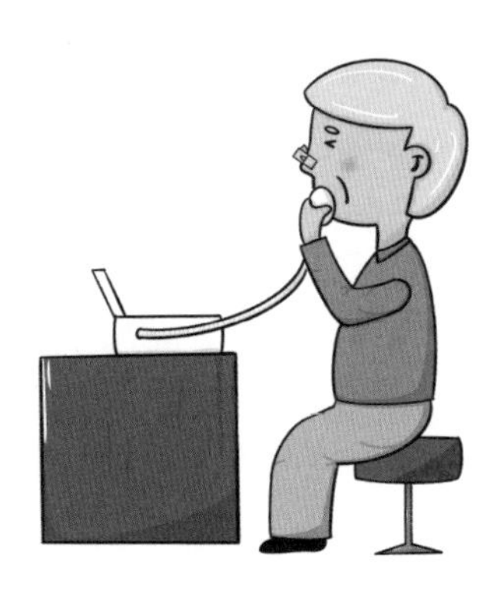

肺功能检查

这就不得不说到一个叫“肺量计”的神器了，它能检测人呼气时气流速度和气流量。检查者一般取坐位，戴上鼻夹，含住吹气口，配合医生口令，深吸一口气，然后用力吹气。这样就可以检测出肺功能的多项指标，其中就有诊断慢阻肺的关键指标——一秒率。

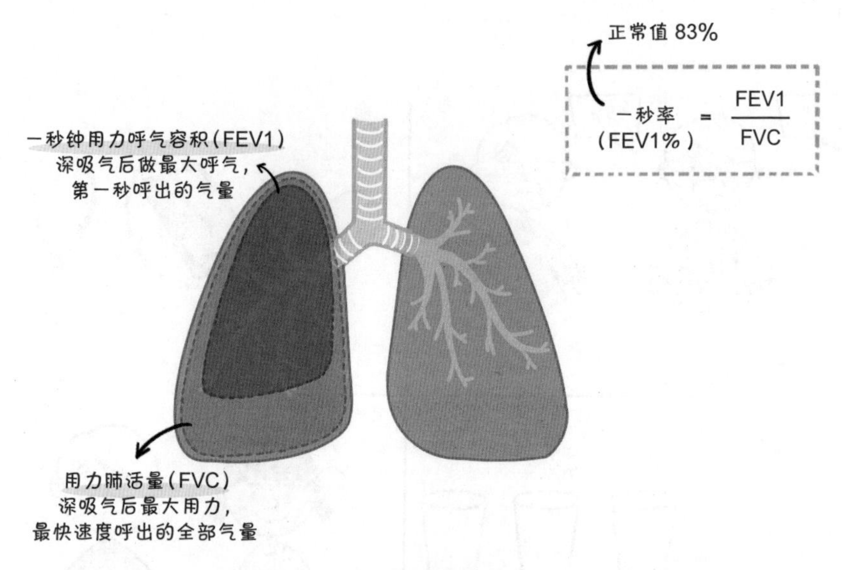

一秒率相关知识

一秒率是一秒钟用力呼气容积与用力肺活量的比值，正常值为83%，是反映气道是否通畅，肺泡是否有弹性，以及病变严重程度的指标。如果气道健康，肺泡弹性好，一秒率就比较高；反之，气道越窄，肺泡弹性越差，一秒率就会越低。

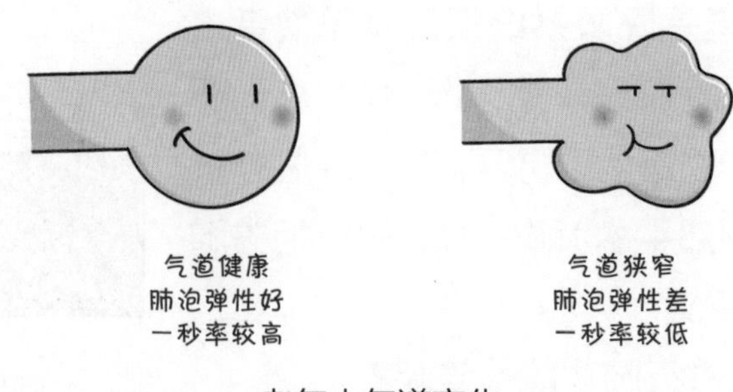

老年人气道变化

一般来说，一秒率低于 70%，很有可能是得了慢阻肺。当然，老年人肺功能测定时，不能按照一般人的判断标准，应该根据年龄加以修正，具体情况需要医生结合各项检查结果才能明确诊断。

检查前需要注意什么？

（1）无需空腹，检查前 6 小时内不要吸烟。

（2）检查前保持平静，避免剧烈运动。

（3）练习深吸气后，再快速用力不间断吹气约 6 秒。

（4）做支气管扩张或激发试验要求：试验前 6 小时停用 β_2 受体激动剂吸入剂；12 小时前停服氨茶碱及 β_2 受体激动剂口服剂；如正在口服长效氨茶碱则停服 48 小时；阿托品类药应停用 8 小时；检查者当日不要喝茶、咖啡、可乐。

（5）不适宜进行肺功能检查者：近 2 ~ 4 周内有大咯血、气胸、巨大肺大泡、心脏病、支气管扩张剂过敏、喉头或声带水肿者。

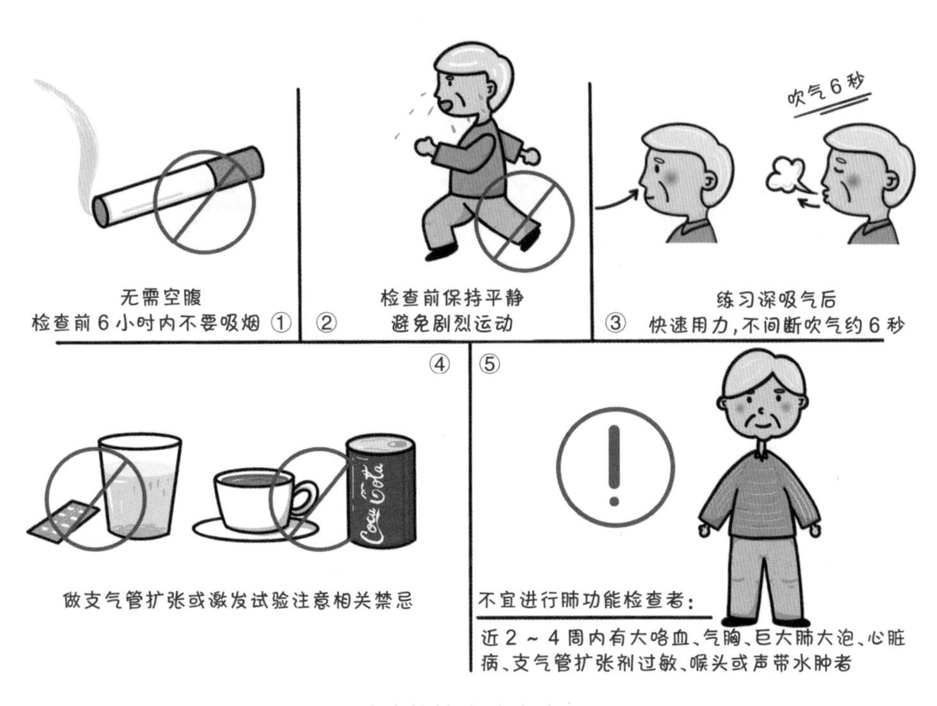

肺功能检查注意事项

小贴士

依据一秒率和症状可以对慢阻肺进行分级：

一级(轻度)：FEV1%<70%，FEV1占预计值百分比>80%；

二级(中度)：FEV1%<70%
50%<FEV1占预计值百分比<80%；

三级(重度)：FEV1%<70%
30%<FEV1占预计值百分比<50%；

四级(极重度)：FEV1%<70%，FEV1占预计值百分比<30%，
或FEV1<50%并伴慢性呼吸衰竭。

您知道吗

2018年全国最新流行病学统计资料显示，支气管哮喘患病率为1.24%，40岁以上人群慢阻肺患病率为13.7%，提示慢性气道疾病尤其是慢阻肺已经成为制约公众健康的主要慢性病之一。“十三五”期间慢阻肺已被纳入了国家慢性病防治策略，肺功能检查也被纳入常规体检。

(五)直视你的肺——支气管镜

支气管镜检查是将一根细长管道经口或鼻置入患者气管、支气管，医生可以通过显示器，查看由管道前端内置镜头捕获的图像，从

而直接看到气管内情况。主要用于明确诊断、取出异物、取样活检、咳痰无力者清除气道分泌物以及气管狭窄者实行扩张术或者放置支架等。

由于支气管镜检查是一项有创伤性检查，所以检查前准备工作必不可少。

（1）该项检查需要家属陪同。

（2）与医生充分沟通，包括病史、血压及心、肺功能以及用药情况，尤其说明是否应用抗凝药物。

（3）检查前医生会开具血常规、血凝常规、肝功能、传染病等化验，用于检测血小板、凝血功能等。

（4）检查前 4 小时禁食，检查前 2 小时禁水，避免操作时呕吐导致误吸。如有假牙，检查前需要取下。

（5）检查前会对喉部喷洒局部麻醉剂。

（6）气管镜置入过程会比较难受，可能会感觉无法呼吸，想要大口喘气，但一定要平稳呼吸，平静下来才能减轻不适感。另外，操作过程中会从鼻腔提供氧气，以确保氧气充足。操作时不要说话，以免声带受伤，如有不舒服可举手示意。

（7）检查完毕，气管镜拔出时也会有不适，可以准备纸巾清理鼻腔分泌物。

（8）由于局部麻醉药效未退，检查后 2 小时内，应避免进食（包括喝水），以免造成误吸和呛咳，如 2 小时后喝水无不适才可进食。

（9）如有切片检查，术后可能会有短暂少量血痰或咯血，属正常现象，但要视具体情况而定。

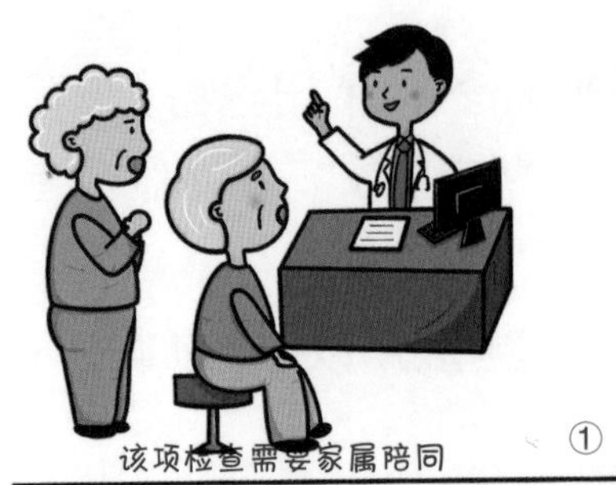
该项检查需要家属陪同
①

病史✓ 血压✓
心、肺功能✓
用药情况✓
说明是否应用抗凝药物✓
医嘱：
血常规 血凝常规
肝功能 传染病检验

② 与医生充分沟通检查相关内容

③

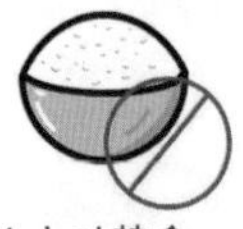
4小时禁食

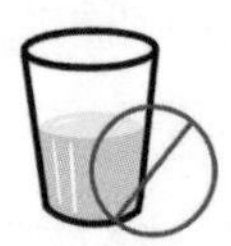
2小时禁水

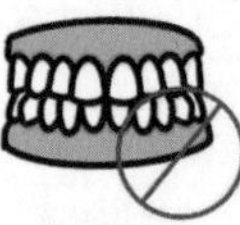

④

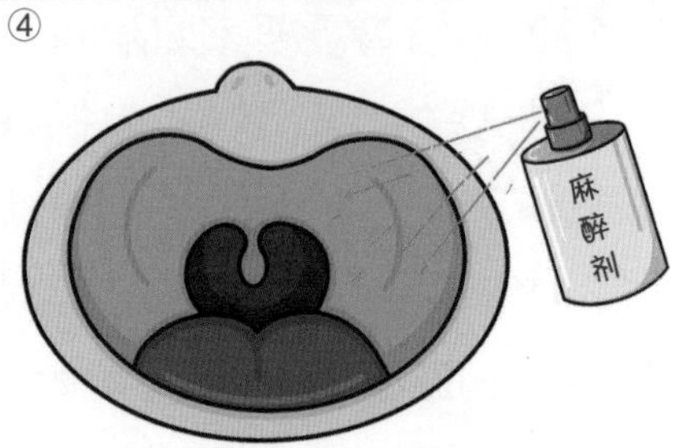

检查前会对喉部喷洒局部麻醉剂

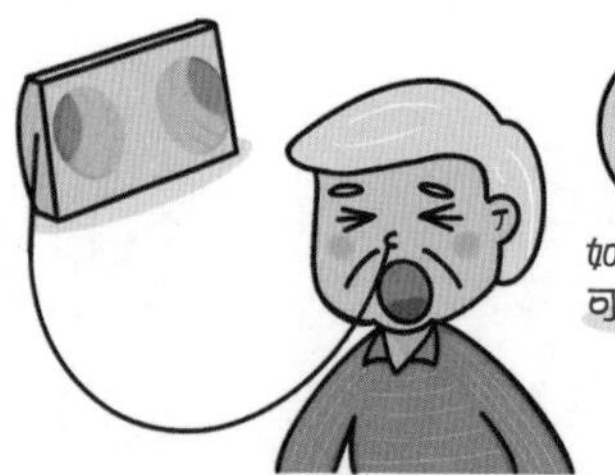

如有不适
可以举手示意

气管镜置入过程中保持平稳呼吸，不要说话以免声带受伤 ⑤

⑥ 准备纸巾清理鼻腔分泌物

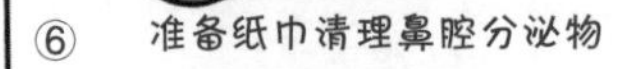

⑦

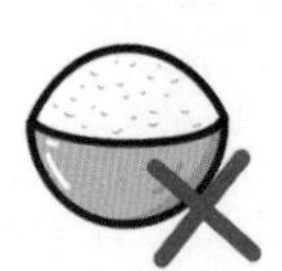

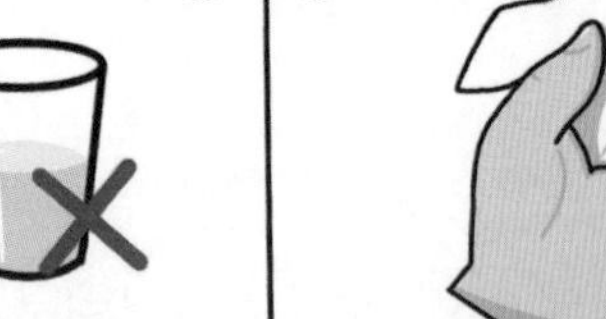

⑧

检查后2小时内，应避免进食（包括喝水），以免造成呛咳

操作后有短暂少量的血痰和咯血，属于正常现象，但要视具体情况而定

支气管镜检查注意事项

您知道吗

通过支气管镜检查发现，老年人气管弹性下降，小气道容易变窄且分泌物增多，易发生阻塞导致感染。

（六）察“痰”观色

中医来讲，“脾为生痰之源，肺为贮痰之器”。痰液是人体自身保护和净化的产物，由呼吸道黏膜上皮分泌物与空气中的颗粒物、病原微生物、各种炎性细胞以及坏死的黏膜上皮细胞组成。痰液检查对某些呼吸系统疾病，如支气管哮喘、支气管扩张、慢性支气管炎、肺结核的诊断、疗效评价有一定价值。

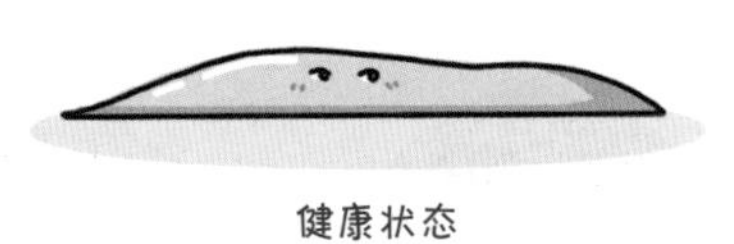

黏膜分泌的黏液处于平衡状态，刚好能吸附吸入空气中的有害物，调节湿度

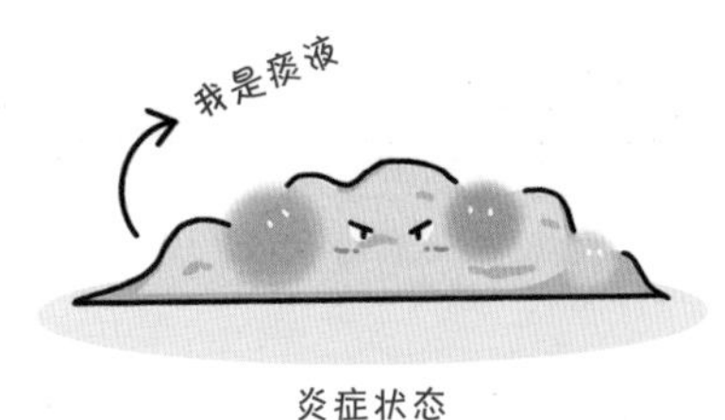
我是痰液
炎症状态
呼吸道发生炎症时，黏液分泌增多，与吸入的尘埃及病原体混合，形成痰液
若痰液稀薄，会随着咳嗽排出
若痰液浓稠，则不易咳出

正常痰液和炎症状态痰液

一般来说，痰液标本留取以清晨第一口痰为宜。用清水漱口后，用力自气管深处咳出，收集于干燥洁净容器内，避免混杂唾液或鼻咽部分泌液，并及时送检。

特殊情况下，如支气管镜检查中，可由医生留取标本；不能自行咳痰者，可由医护人员给予经口鼻腔吸痰等方式留取标本。

有痰的人，建议饮食清淡，少吃油腻辛辣食物，减少体内痰液生成。同时根据身体具体情况尽可能多饮水，保证体内水分或者体液充足，可以稀释痰液，有利于痰液咳出。

小贴士

正常人每天会分泌 50 ~ 100 毫升痰液哦！这些痰液一般会随着唾液进入胃被消化掉。

您知道吗

不同的呼吸道疾病，痰液也是不同的

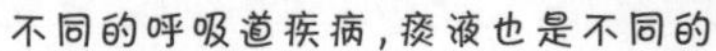

气管炎及肺炎初期
痰液由稀薄泡沫转脓性

支气管扩张
痰量增多，出现脓痰，静置可分层

肺炎链球菌肺炎
铁锈色痰

铜绿假单胞菌肺炎
绿色痰液

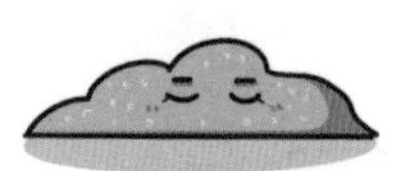

肺气肿、急性左心衰竭
粉红色泡沫痰

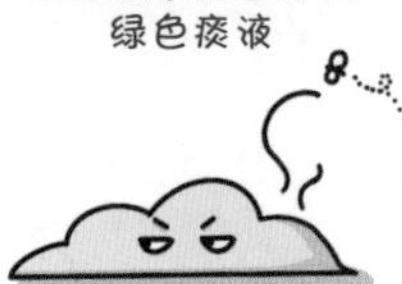

厌氧菌感染
痰液常伴有恶臭味

真菌感染
痰液黏稠拉丝难咳出

肺结核、支气管扩张、肺癌等病灶侵犯血管
鲜血痰

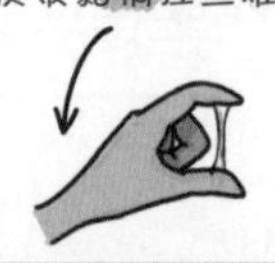

不同种类痰液

三、护肺健肺照护要点

众所周知，肺是吐故纳新的器官，吸入自然界清气，呼出人体内浊气，是人体与自然界紧密相连的纽带。

《医学源流论》中说："肺为娇脏，寒热皆所不宜。"这个极为重要的脏器像个娇嫩柔弱的小姑娘，不喜寒凉，不耐湿热，难容浊物，易受侵伤。

一阵清爽的春风，一缕淡薄的青烟，都可能给我们的肺造成极大的影响。娇气肺脏易伤难愈，哪些因素会伤害到她，我们又能做些什么呢？

本部分内容详细介绍日常生活中饮食、运动等方面的护肺健肺知识，春夏秋冬，随着季节变化，护肺健肺方式看似相同，又同中有异，希望大家可以了解到养肺之道，又可以认识到伤肺之源，从根本上预防肺部疾病，健康生活。

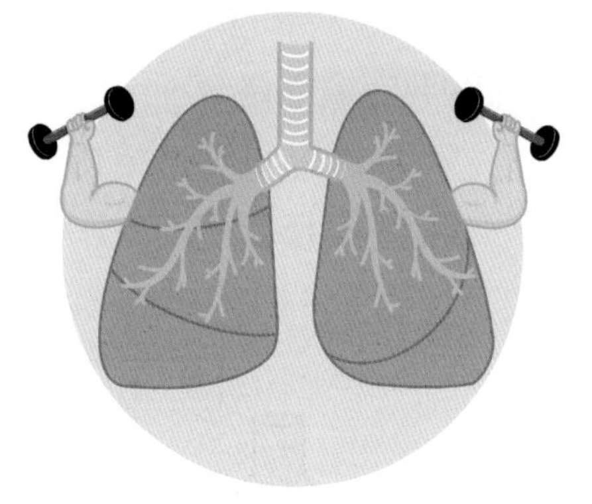

（一）饮食照护要点

1. 蒸煮少油烟，护肺更健康

俗话说"民以食为天"。一般来讲，大多数中国家庭做菜都会"炒、煎、炸"，因为色香味俱全，口味香浓。研究发现，油炸或者爆炒时，$PM_{2.5}$ 会迅速飙升几十倍，当油温超过 300℃，还会产生致癌物质苯并芘。长期处于油烟浓度高的环境中主要会对人体呼吸系统产生影响，可引起鼻炎、气管炎等，严重者会引发慢阻肺、肺癌。我国女性肺癌发病率居高不下，除了与"二手烟"有关外，也与"家庭煮妇"这个身份有极大相关性。

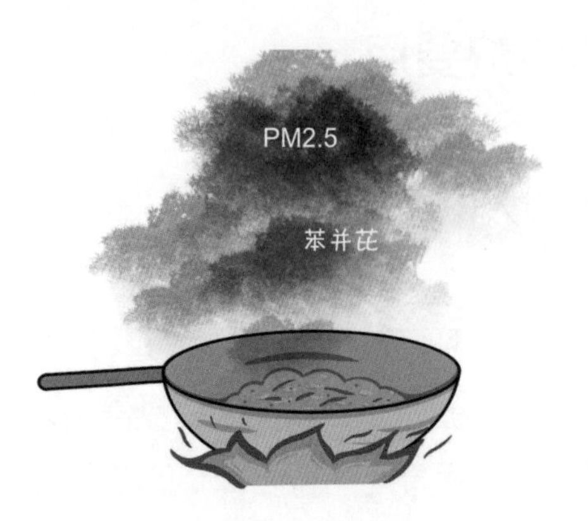

炒、煎、炸的危害

为了有效降低油烟对呼吸系统损伤，我们可以遵循以下几点：

（1）食用油之精品——色拉油，可用色拉油代替其他植物油做菜，除用于凉拌菜外，还是理想的煎、炸、炒用油。

（2）竹筷子插入油中，当其周围冒小气泡时，表示油已热可下锅。扔一小片葱花到锅里，如果葱花周围冒出大量的气泡表示油温可以炒菜。如果可以买一个油温计进行油温测量也是个不错的选择。

（3）抽油烟机要选择吸力强劲的，平时还要做好厨房的通风换气。切记不要反复使用烹炸过的油。

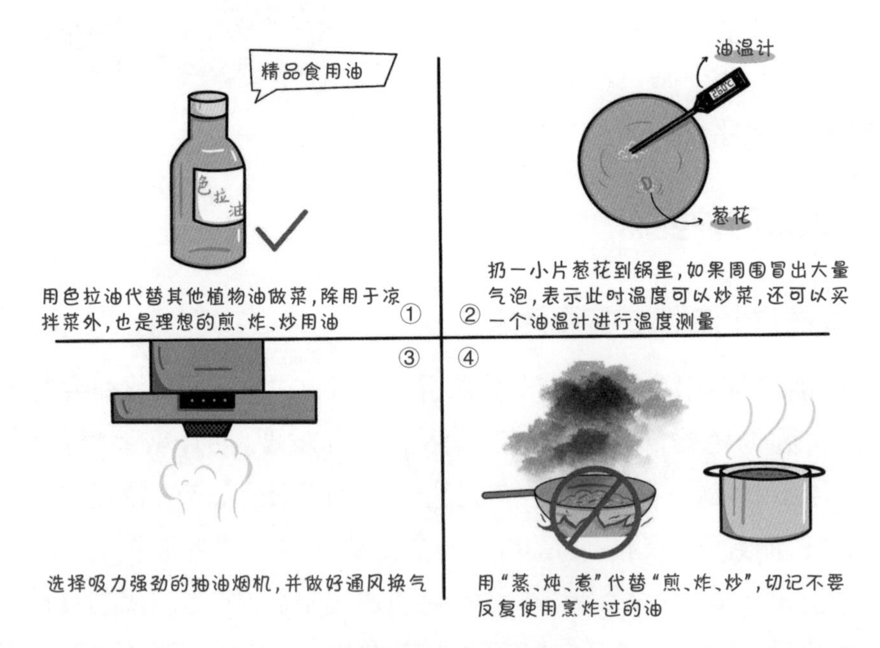

如何降低油烟对肺的损害

(4)用“蒸、炖、煮”代替“煎、炸、炒”做出来的菜肴也会很美味呢!

说到这里,大家对做健康菜肴是否有了明确的方向呢?相信只要养成科学健康的生活习惯,拥有健康的生活不在话下!

2. 四季护肺饮食照护要点

对老年人来说,应该秉承饮食疗法理念,把营养丰富的滋补食物融入到日常饮食当中去,在不知不觉中养出一个健康强壮的肺。依据中医理论,春夏季是阳气升发之时,一些慢性疾病在这个时期极易复发,如哮喘等,所以患慢性疾病的朋友们在日常饮食中应忌食发物,如羊肉、海鱼、海虾、海蟹等。秋冬时节,天气干燥寒冷,肺部特别容易受到侵袭。此时更应该选用一些补肺润燥食谱,给自己的肺穿上滋润温暖的“外套”。

(1)春季养肺饮食原则

春季饮食应忌海鲜、油腻食物,以免生痰。少食过甜、过咸及刺激性食物,以免刺激呼吸道,加重病情。

春季护肺适宜多吃祛痰养肺食物,蔬菜类有木耳、菠菜、菜花、金针菇、山药、百合、苋菜、银耳等,瓜果类如甘蔗、柑橘、梨等,肉蛋类有鸭肉、鸡蛋、鱼、虾等,其他还有杏仁、莲子、枸杞、黄芪、蜂蜜等。

推荐食谱:苋菜豆腐汤

原料:苋菜 100 克,豆腐 200 克,食用油、盐各适量。

做法:

①将苋菜择好、洗净、切段,豆腐切块备用。

②锅中加水烧开,加入少许油,放入苋菜和豆腐块,煮沸 3 分钟后加盐调味即可。

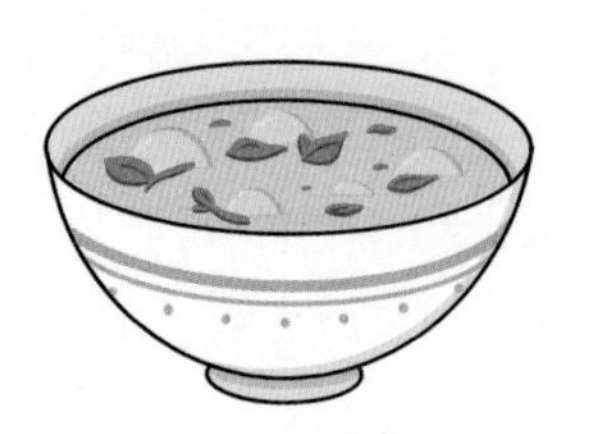
原料：
苋菜100克
豆腐200克
食用油适量
盐适量
做法：
原料洗净、切好备用，锅中加水烧开，放入原料，煮熟即可

苋菜豆腐汤

春季到来，不少市民外出踏青，看着郁郁葱葱的野菜，都忍不住挖些回去尝鲜，不过并不是所有野菜都能吃，也不是所有人都适合吃，稍有不慎就可能摄入加工不当或有毒的山野菜，引起食物中毒。另外，过敏体质者也不建议摄入蕨类植物，吃多了容易引发过敏。

（2）夏季护肺饮食原则

炎热夏季，万物丰茂，阳气盛而阴气弱，人体气血趋向体表，易致肺热，因此夏令时节摄食应着眼于清热消暑，健脾益气，饮食宜清淡爽口，少油腻，易消化，防温邪犯肺。

夏季护肺饮食原则首先要补足水分，炎热空气容易带走体内水分，造成呼吸道黏膜损伤，因此及时补充水分是夏季护肺要点。通常每人每天需饮水1500～1700毫升，夏季天气炎热，出汗多，更需注意补水，建议夏季每人每天饮水至少2000毫升，如果户外活动较多，还需要再酌情增加。

其次，夏季饮食要省苦增辛。夏季适量食用苦味食物如苦瓜，有清热泻火、补肺益气的作用，过量则会使心火过旺而伤肺气。

再次，夏季忌食辛辣、烧烤食物，以免助肺热，还要避免暴饮暴食，尤其避免大量喝冷饮，以免损伤肺气。

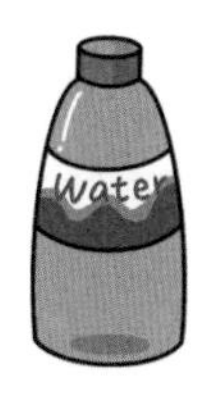
平时饮水
Water
1500 ~ 1700 毫升
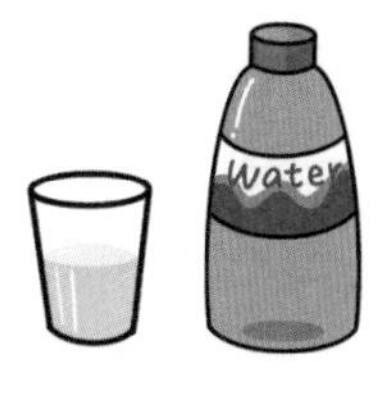
夏季饮水
Water
2000 毫升

足量饮水

夏季宜食蔬菜有冬瓜、银耳、百合、鱼腥草、荸荠、莲藕、扁豆等，宜食瓜果有枇杷、石榴、西瓜等，其他有猪肉、鸡蛋、豆腐、玉竹、罗汉果、橄榄、生地黄、黄精、麦冬、薏米、绿豆、莲子、红小豆等。

推荐食谱：鱼腥草炒鸡蛋

原料：鸡蛋 2 枚，鱼腥草 15 克，盐、葱花、花生油适量。

做法：

①鱼腥草洗净切段，鸡蛋打入碗内用筷子打散搅匀备用。

②炒锅上灶，开火，放入花生油加热，入葱花煸香，放入鱼腥草翻炒后倒入鸡蛋煸炒至成块，加入适量食盐调味。

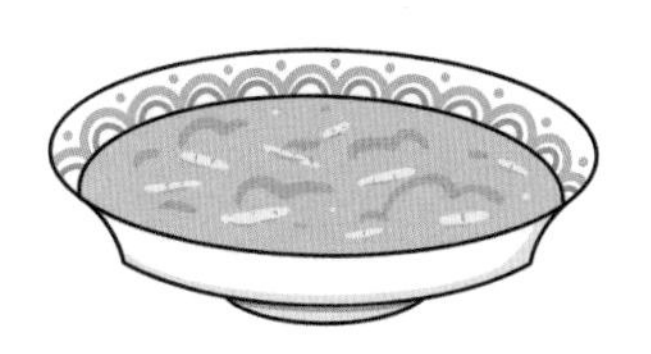
原料：鸡蛋 2 枚（打散备用）
鱼腥草 15 克（洗净切段）
盐、葱花、食用油适量
做法：开火放油、葱花煸香，放入鱼腥草翻炒后倒入鸡蛋，煸炒至成块，加入适量食盐即可

鱼腥草炒鸡蛋

（3）秋季润肺饮食原则

中医认为“秋气通于肺”。秋天气候干燥，最容易对肺造成伤害，出现口干咽燥、干咳少痰、皮肤干燥、便秘等症状，重者甚至痰中带血，所以秋天养肺重点是防秋燥。秋季饮食要以养收为原则，适宜平补以养肺脏，不可过热也不过凉，省辛增酸，方为饮食良方。

另外，还要有意识地补充水分。但是光喝白开水并不能完全抵御秋燥带来的负面效应，建议白天喝点淡盐水，晚上喝点蜂蜜水。这既是补充人体水分的好方法，又是秋季养生、抗拒衰老的饮食良方，同时还可以预防因秋燥而引起的便秘，一举三得。

少辛增酸，酸味收涩滋润，有助于肺的肃降。多吃一些滋阴润燥食物，以防秋燥损伤人体阴津，宜食用蔬菜有西芹、木耳、菠菜、菜花、白萝卜、胡萝卜、莴笋、冬瓜等，宜食用瓜果有枇杷、柑橘、梨等，其他还有猪肉、鸭肉、豆浆、太子参、玉竹、冰糖、蜂蜜等。少吃葱、姜、辣椒等燥热伤津食物。

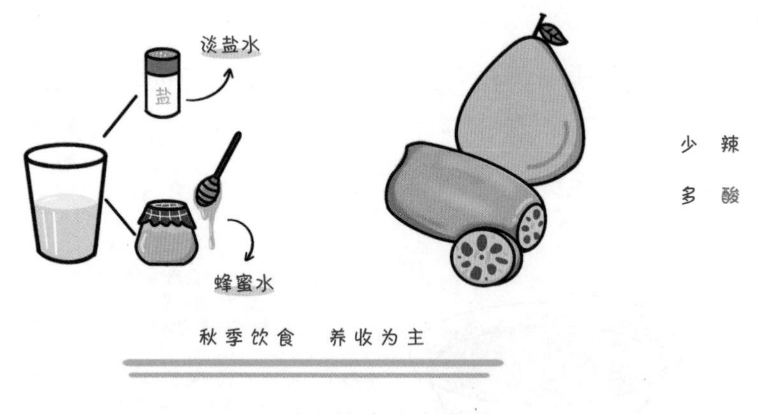

秋季饮食注意事项

推荐食谱：西芹百合

原料：鲜百合 100 克，西芹 200 克。

做法:

①鲜百合掰成小瓣清洗干净,西芹洗净切段或切斜片。

②将百合和西芹分别焯水过凉水沥干。

③锅中热油,放入西芹和百合翻炒 2 分钟,加盐调味。

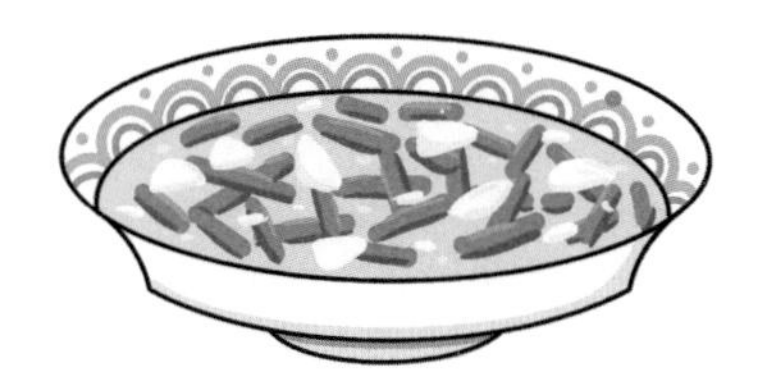

原料: 鲜百合 100 克(掰小瓣洗净)
西芹 200 克(洗净切段)

做法: 将百合和西芹焯水沥干
热油入锅翻炒至熟

西芹百合

(4)冬季养肺饮食原则

中医认为,肺主皮毛,皮毛受寒邪,会影响到肺。冬季冷空气的到来会刺激呼吸系统,加上冬季运动量减少,人体抵抗力降低,室内空气不流通,又给病原微生物可乘之机,导致呼吸系统感染等疾病。因此,冬季养肺护肺重点在于防寒邪。

饮食上要多吃富含维生素 A 和 β-胡萝卜素食物,如白萝卜、南瓜、甘薯等,以修复并增强呼吸道上皮和免疫球蛋白的功能,预防呼吸道感染。多吃滋阴润肺食物,如百合、银耳、莲子等,做成一碗热乎乎的汤或粥,不但会让身体立刻感到温暖,还能滋养肠胃、唤醒食欲。忌食油腻厚味,以防加重肺燥症状。

推荐食谱:萝卜豆腐汤

原料:北豆腐 200 克,白萝卜 400 克,盐、葱末、姜末、香菜、胡椒粉适量。

做法:

①萝卜去皮,切丝,放入沸水焯水,捞出后放入凉水中备用;豆腐切块,香菜洗净切小段。

②炒锅加油烧热，放入葱末姜丝炝锅，加入适量清水，放入萝卜丝、豆腐条，大火煮沸，萝卜熟透，加入盐小火炖至入味，撒上胡椒粉、香菜段。

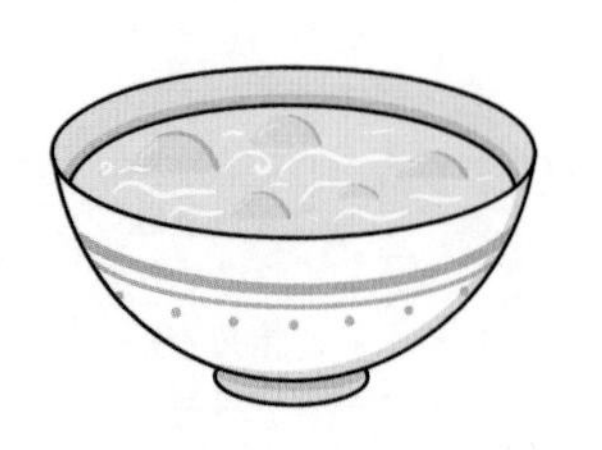
原料：
豆腐200克（切块）
白萝卜400克（去皮切丝焯水）
香菜适量（切段）
盐、葱末、姜末等适量
做法：
热锅加油，放葱末姜丝炝锅
加水，放豆腐、萝卜煮沸
熟透加调味料即可

萝卜豆腐汤

（二）老年人健肺照护要点

1. 怎样进行呼吸锻炼

大家好，我是神通广大的呼吸肌。你别看我身形娇小，但我力量强大！我们家族中的三个兄弟分别叫“肋间肌”“膈肌”“腹壁肌”。膈肌和肋间外肌又称为“吸气肌”，肋间内肌和腹壁肌又称为“呼气肌”。只有我们相互协作、各司其职，才能达到传统中医所说的“呼吸入腰，百病全消”，欲知详情，且听我慢慢说来。

呼吸运动一般分为两种，胸式呼吸和腹式呼吸。胸式呼吸是一种不完全呼吸模式，主要靠肋间肌舒缩带动胸廓前后、左右径变化完成呼吸运动，以胸部活动为主，呼吸较浅，只有肺的上半部肺泡在工作，中、下肺叶肺泡都在“休息”。日积月累，中、下肺叶得不到锻炼，不利于肺部健康。

腹式呼吸主要靠膈肌活动来增加通气量。研究证明，膈肌每下降一厘米，肺通气量可增加 250 ~ 300 毫升，使中、下肺叶肺泡参与率大大提升。

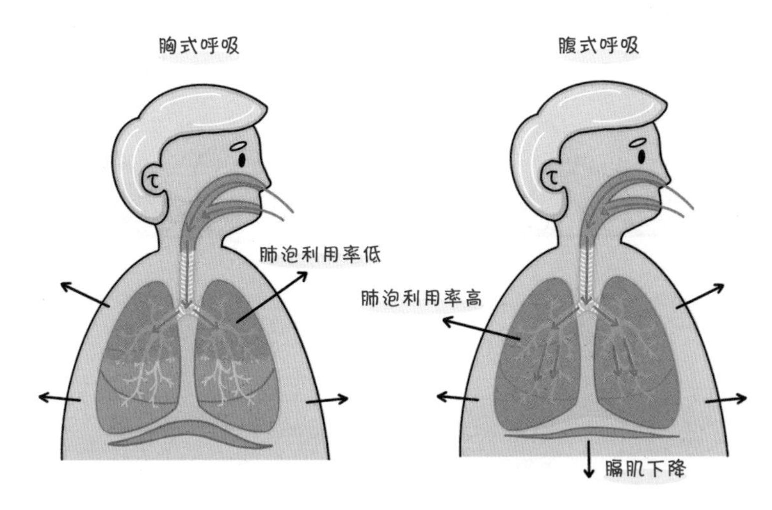

不同呼吸方式肺泡利用率

日常生活中，可以有意识地采用腹式呼吸，比如每天在空气比较新鲜的地方，做腹式呼吸 3 分钟就可以增强心肺功能。腹式呼吸不但能改善循环系统、呼吸系统、消化系统状况，提高机体抗病能力，还可以疏通经络，安神益智！

通过上面阐述您肯定就明白了，只有呼吸能够过腰入肾，才是真正的养生之道。小呼吸，大健康！

（1）学会腹式呼吸

胸式呼吸不用刻意学习，所有人都会使用这种方式呼吸。但是腹式呼吸就不像胸式呼吸那么简单，一定要认真学习并练习。

无论是吸还是呼都要尽量达到“极限”量，即吸到不能再吸，呼到不能再呼为度。同理，腹部也要相应收缩与胀大到极点，如果每口气直达丹田则更好，同时尽量保持胸腔不做太多移动。

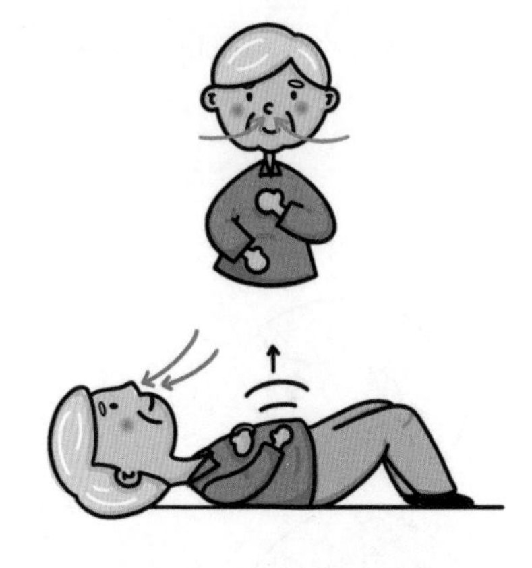

吸气时，两手分别放在腹部和胸部，用鼻子吸气，使腹部隆起

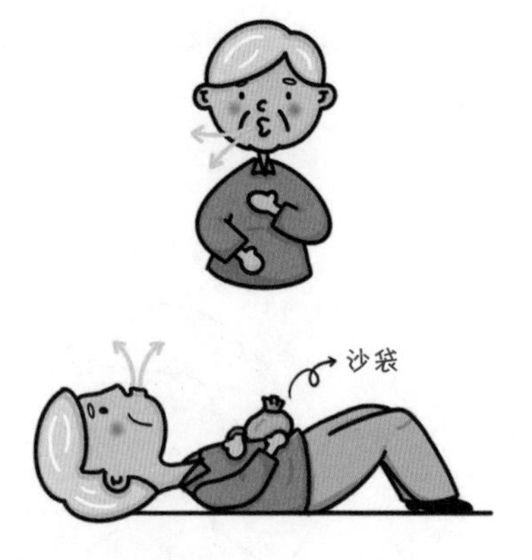

呼气时，腹部收缩呈下凹状态，借助沙袋或用手稍微用力下压，使膈肌向上抬起

腹式呼吸

（2）运动时如何呼吸

慢跑是比较适合中老年人的运动方式之一，在慢跑中学会呼吸可以使此项运动达到事半功倍的效果。

您应该会有这样的感受：刚开始跑步，仅用鼻子呼吸就可以满足身体对氧气的需求。当跑了一段时间，仅用鼻子呼吸，会出现头晕、肌肉痉挛或岔气等情况。所以我们需要根据跑步速度和节奏，调整呼吸方式。

如果是放松跑，对呼吸没有过多要求，像平时走路一样就行。如果是节奏跑，一般是 2 ～ 3 步一吸，2 ～ 3 步一呼，保持呼吸均匀、深度一致。同时注意跑步中尽量少说话，专注于步频和呼吸节奏。

（3）冬天晨练怎么呼吸

有的老年人有清晨运动习惯。如果是冬天，不要直接大口吸入空气，这会使冷空气直接进入身体而带来不适。

吸气时，应该嘴微张，舌尖顶住上颚，让冷空气从舌两边进入口腔，起到对冷空气加温作用，避免直接吸入引起咳嗽等不适。呼气时，舌尖从上颚松开，让气体从口腔中顺利呼出。

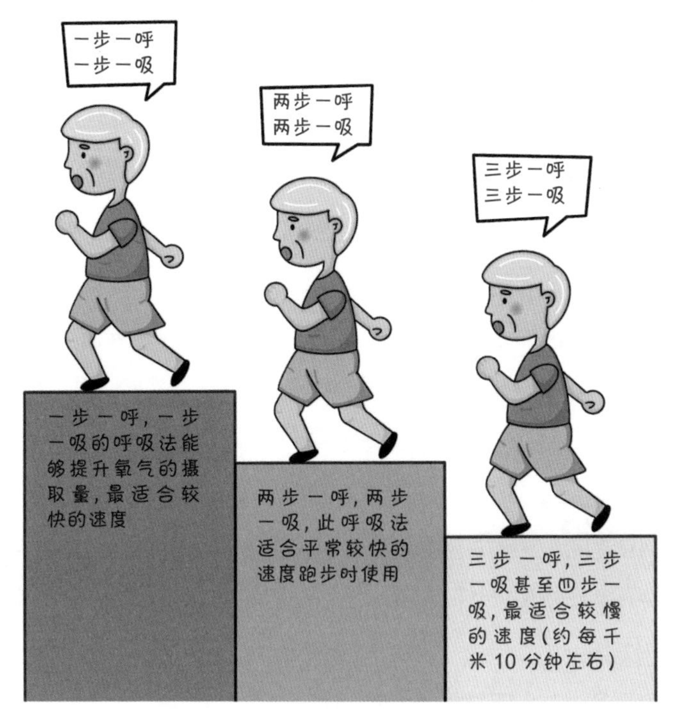
一步一呼
一步一吸
两步一呼
两步一吸
三步一呼
三步一吸
一步一呼，一步一吸的呼吸法能够提升氧气的摄取量，最适合较快的速度
两步一呼，两步一吸，此呼吸法适合平常较快的速度跑步时使用
三步一呼，三步一吸甚至四步一吸，最适合较慢的速度（约每千米10分钟左右）

慢跑时如何呼吸

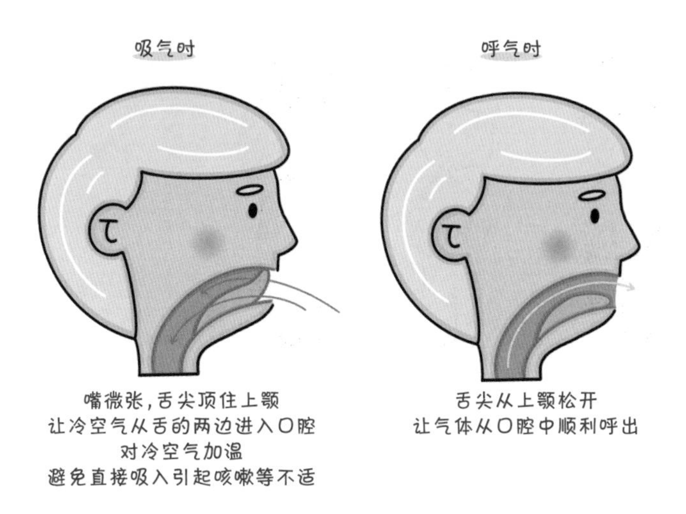

冬天晨练呼吸方法

2. 理气健肺的传统运动方式

老年人随着年龄增大，呼吸肌力量、肺弹性逐渐减弱，导致肺通气、换气功能下降，运氧能力低下。因此，专家建议老年朋友可以通过练习八段锦、太极拳等运动，理气健肺，改善呼吸功能。

八段锦主要采用逆腹式呼吸运动，强调呼吸要“细、长、深、匀”，加大膈肌上下运动，同时牵动腹肌参与，促进内外气体交换增加，提高肺换气能力，增加肺通气量，保持肺组织弹性，胸膈活动度也得到增强。另外，腹肌参与也使腹部器官的血液循环加快，胃肠蠕动增加，有效预防老年性呼吸系统疾病和消化系统疾病。

太极拳在运动时呼吸缓慢，使肺内气体充分交换，呼吸肌运动也很柔和，在不增加心脏负担情况下，能够增加和改善氧气供应。太极拳中的很多开合动作，也可以锻炼胸部肌肉，对提高肺通气和换气功能有良好的作用。

下面请跟我们一起操练起来吧！

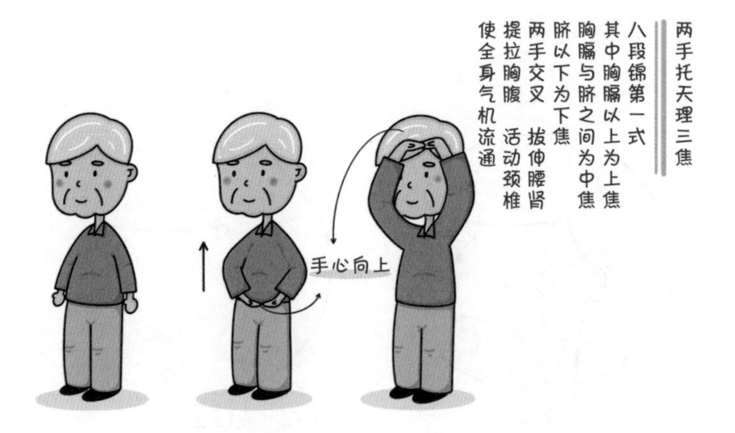
两手托天理三焦
八段锦第一式
其中胸膈以上为上焦
胸膈与脐之间为中焦
脐以下为下焦
两手交叉 拔伸腰肾
提拉胸腹 活动颈椎
使全身气机流通
手心向上

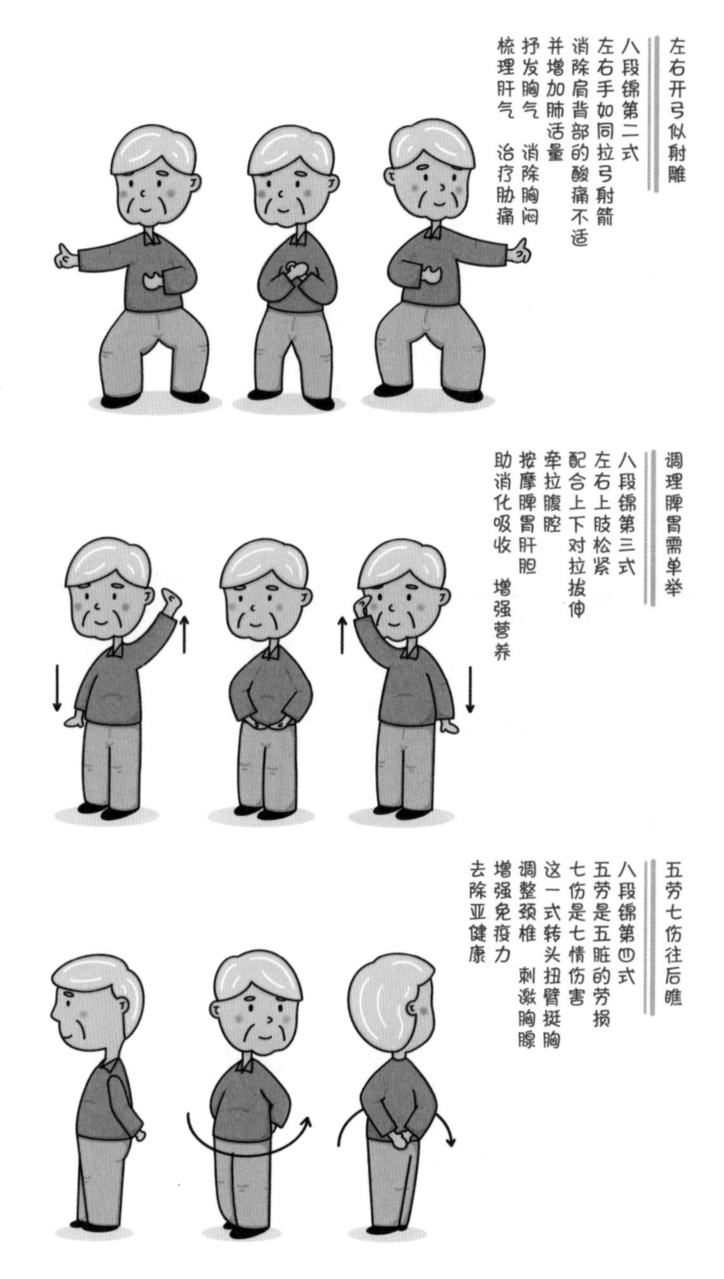

左右开弓似射雕

八段锦第二式
左右手如同拉弓射箭
消除肩背部的酸痛不适
并增加肺活量
抒发胸气　消除胸闷
梳理肝气　治疗胁痛

调理脾胃需单举

八段锦第三式
左右上肢松紧
配合上下对拉拔伸
牵拉腹腔
按摩脾胃肝胆
助消化吸收　增强营养

五劳七伤往后瞧

八段锦第四式
五劳是五脏的劳损
七伤是七情伤害
这一式转头扭臂挺胸
调整颈椎　刺激胸腺
增强免疫力
去除亚健康

摇头摆尾去心火

八段锦第五式
上身前俯 臀部摆动
使心火下降缓解
心烦 口疮 口臭
失眠多梦
小便热赤
便秘等症候

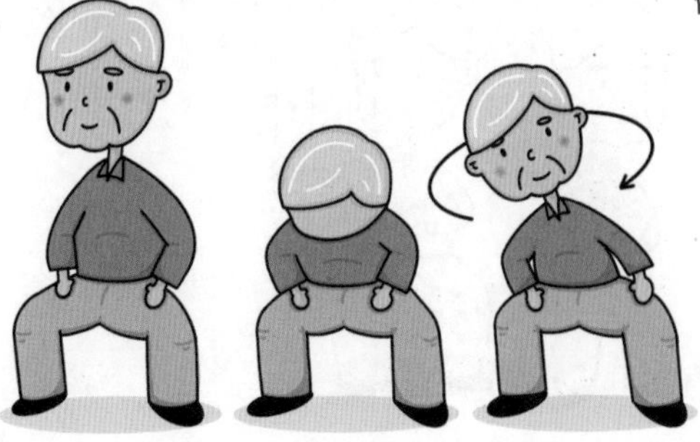

两手攀足固肾腰

八段锦第六式
前屈后伸
双手攀足
使身体与腰部
得到拉伸牵扯
调理腰背部肌肉
强身健体

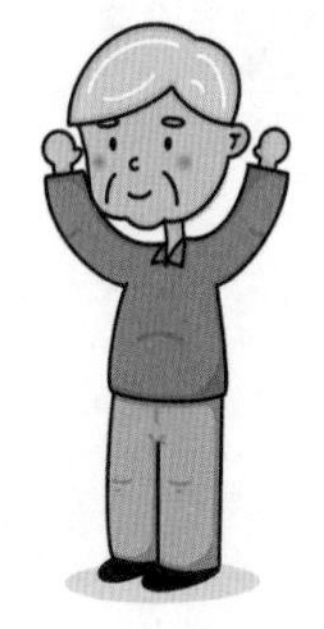
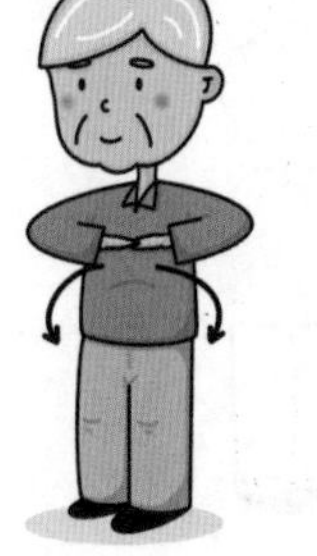
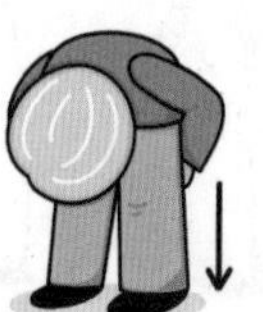

攒拳怒目增气力

八段锦第七式
马步冲拳 怒目瞪眼
均可刺激肝经系统
使肝血充盈
肝气疏泄 强健筋骨

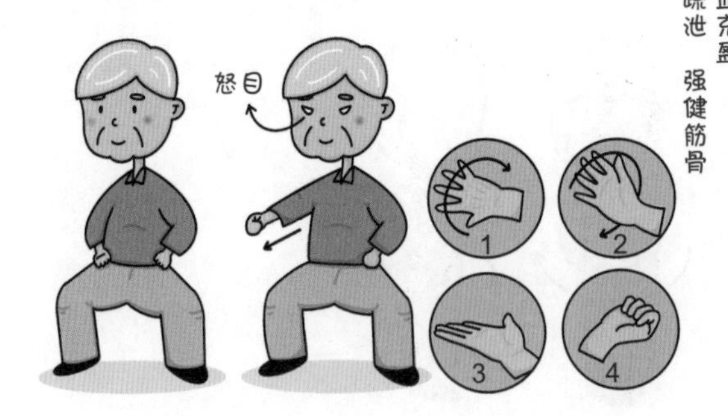

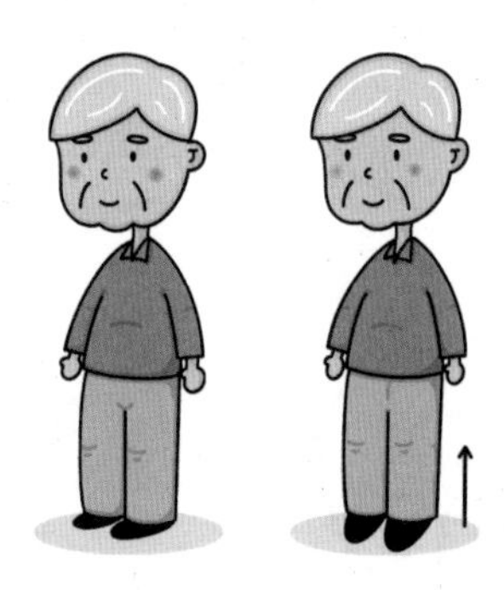

背后七颠百病消

八段锦第八式
整套套路的收功
动作简单 颠足而立
拔伸脊柱 下落振身
按摩五脏六腑
下落振荡
导致全身抖动

3. 愉悦欢唱，健肺有理

中医常讲“过忧（悲）则气消伤肺”。因为肺主气、司呼吸，过度悲伤会出现肺气抑郁、耗气伤阴等病症，表现为情志抑郁、感冒、咳嗽、声音嘶哑、短气喘息、痰中带血、咯血等症状。悲伤会阻滞人体气机，而肺掌管着生命气机运行，过悲就会伤肺。小孩子一哭就上气不接下气，有人在生气时会说“肺要气炸了”，就是这个原因。

唱歌对情绪有很好的调理作用。人们在唱歌时对生命的渴望、对生活的向往和轻松的心态，都会使人从消极中脱离出来，进入愉悦状态之中。

现代医学认为，唱歌可以起到扩胸作用。通过膈肌运动，将气吸入肺部，气息冲击声带，产生声音经过共鸣腔体，进行肺部综合调节。其间，呼吸量大小、节奏快慢，都是根据曲调情感需要，通过高低、大小等变化来调整呼吸，让肺得到锻炼。

“我和我的祖国，一刻都不能分割……”为了加强心肺功能锻炼，让我们一起歌唱起来吧！

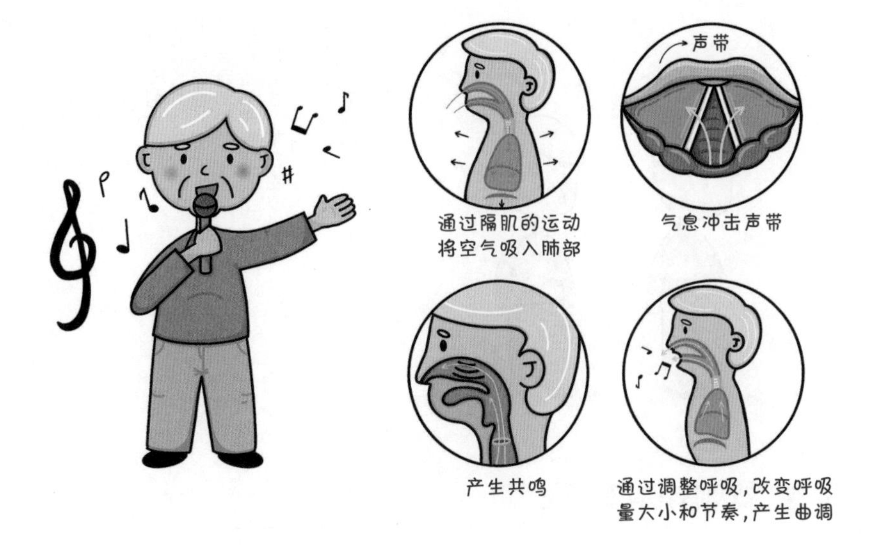
声带
通过隔肌的运动
将空气吸入肺部
气息冲击声带
产生共鸣
通过调整呼吸，改变呼吸
量大小和节奏，产生曲调

愉悦欢唱强健肺

4. 四季健肺运动照护要点

（1）春来加防护，强身健体御毒素

“春三月，此谓发陈。天地俱生，万物以荣。夜卧早起，广步于庭，披发缓行，以使志生。”大地回春，万物复苏，应该多做一些户外运动，比如清晨、傍晚可漫步于芳草小径，舞拳弄剑于河畔林间，或去郊外踏青问柳，游山戏水，登高望远，或做一些有氧运动，如打太极拳、八段锦等。

需要注意，冬季刚过，人体内骨骼和韧带处于僵硬状态，关节黏滞性较强，贸然进行高强度运动，身体难以适应，会出现严重的疲劳感，还可能引发肌肉拉伤。因此专家建议，春季健身前应充分热身，运动强度以不出汗或微出汗为佳。

出汗后也不要急于脱减衣物，此时毛孔扩张，春季多风，会让凉湿之气乘虚而入。中医常讲，当风邪侵袭人体后，侵犯上焦肺，人体最易感染肺炎等疾病。

下面教大家几个锻炼前热身动作，调整呼吸的同时还有强心健肺效果。

1）山字扩胸

①伸展双臂，大臂与地面平行，小臂与地面垂直。

②在拉伸时，使胸大肌外展，打开胸廓，这个拉伸能够让呼吸肌得到锻炼，顺畅呼吸。

③建议每次做两轮四个八拍，每天做 2 次，让胸廓慢慢地打开，增强肌肉力量。

2）鼓掌

①掌声要激烈，并且持续时间很长，声音要响，关键频率要快。

②鼓掌过程中，会使心率加快，呼吸节奏加深，起到强心健肺的作用。

③这个动作强度较高，建议一天可以做鼓掌练习 3 ～ 4 次，每次最多持续 40 秒。

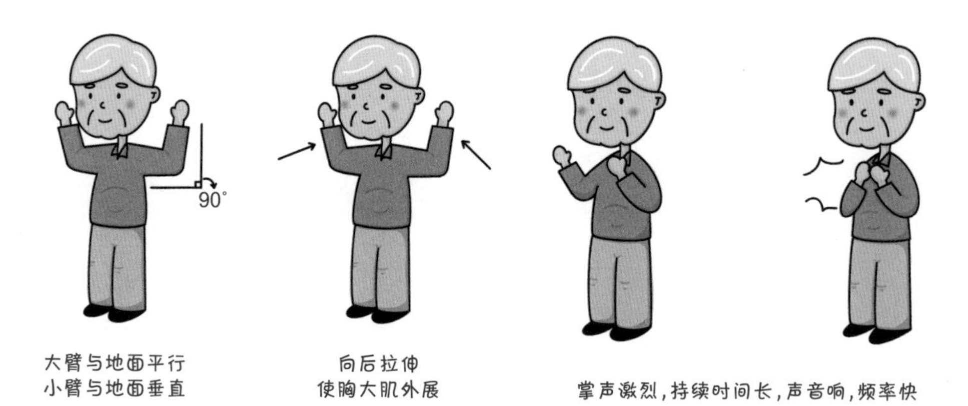

90°
大臂与地面平行
小臂与地面垂直
向后拉伸
使胸大肌外展
掌声激烈，持续时间长，声音响，频率快

山字扩胸　　　　鼓掌

3）缩唇呼吸和腹式呼吸

详见“三、护肺健肺照护要点”中的“怎样进行呼吸锻炼”。

4）伸懒腰

伸懒腰动作幅度一定要大，然后胳膊绕一个圈，主要目的是打开肩关节，从而进一步打开胸廓。这个动作随时随地都可以进行。

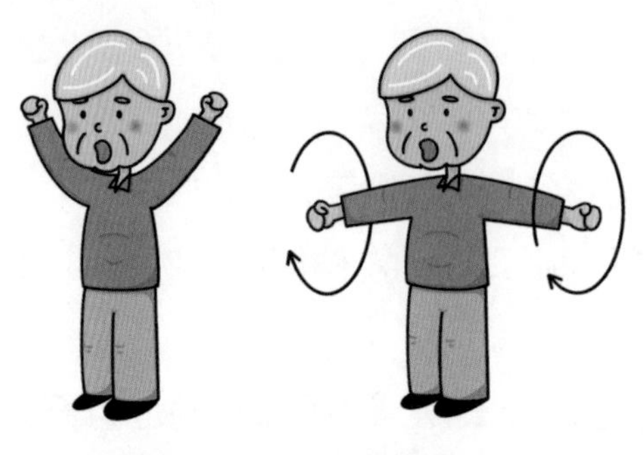

伸懒腰

（2）夏日避骄阳，晨起运动状态良

自古以来，老祖宗就教育我们“冬练三九，夏练三伏”，三九和三伏为一年中最冷和最热的时候，在数九寒冬与炎炎夏日锻炼，不仅健体，还能增强对寒冷、炎热等极端天气的适应能力。

实际上，从现代科学眼光来看，这则古训并不十分科学。大量资料显示，每年冬夏，心脑血管及呼吸系统疾病患病人数最多，在这两个季节运动，极易发生意外。中医在夏季也讲究养阳气，提倡“少动多静”。但是“少动”并不意味着不能动，老年人宜在清晨或晚上较凉爽时进行较和缓运动；“多静”也不意味着单纯待着不动，而是要保持心静、心情愉悦。

那么，炎炎夏日究竟怎样运动更好呢？

1）避免与太阳“硬碰硬”

夏天的阳光可谓是能量巨大，暴晒可能会引发各种皮肤疾病，应该尽量避免在强烈阳光下进行户外运动。一般上午10点到下午4点是一天中最热、紫外线最强时段，不适宜进行剧烈室外运动；清晨和傍晚太阳光线不会太强，建议选择快走、游泳等低、中等强度运动，避免大汗淋漓导致身体脱水或中暑。

①快走是最适合夏季的户外有氧运动。不受时间和地点限制，在平地上进行快走也不会对膝关节造成压力，特别适合老年人、身体虚弱者及肥胖者，快走的时候尽量选择河边、有树荫的街道，这样可以防止中暑。

②游泳是夏季最好的一种运动方式，不仅可以锻炼我们的手、脚、腰部和腹部，而且对血管也有一定的好处，在水中消耗热量会明显高

于在陆地上所消耗热量，每次游泳时间一定要大于半小时才能达到效果。游泳前要用冷水擦身体，这样能够让身体适应冷水刺激，防止出现抽筋等意外，尽量不要在晚上 10 点以后游泳，不然会由于神经兴奋而导致失眠。

2）运动时长因人而异

高温下运动对人体消耗比平时要大一些，因此，运动时长和强度要根据自身状况决定，不可以贪多。体质好、有运动习惯的人，锻炼时间可相对长些；没有运动习惯或体质较弱的人，一般运动 20 ~ 30 分钟为宜。

3）夏季运动补水原则

夏季气温较高，体能消耗较大，大量的运动会加速人体内水分流失，因此一定要及时补充水分。

正确的补水方式是：

①运动前 2 小时喝水约 500 毫升，可以提高机体热调节能力，降低运动中的心率。

②每运动 15 分钟喝一口水，如果运动超过 1 小时，要改喝淡盐水（1.1 ~ 1.5 克 /100 毫升），即使不感到口渴，也要饮水。

③运动后最好喝含有钠、钾、氯、镁、钙、磷等矿物质的运动饮料。

④运动后勿贪凉：夏季运动后都会大汗淋漓，人体毛孔处于扩张状态，吹空调、洗冷水澡等会使毛孔急剧收缩。在这种情况下，虽然体表温度急剧下降，但身体内热量却散发不出来，很容易引起发热、感冒等。

正确的方法是等身上的汗都干了之后再用温水冲澡，而且水温最好高于体温 1 ~ 2 摄氏度。

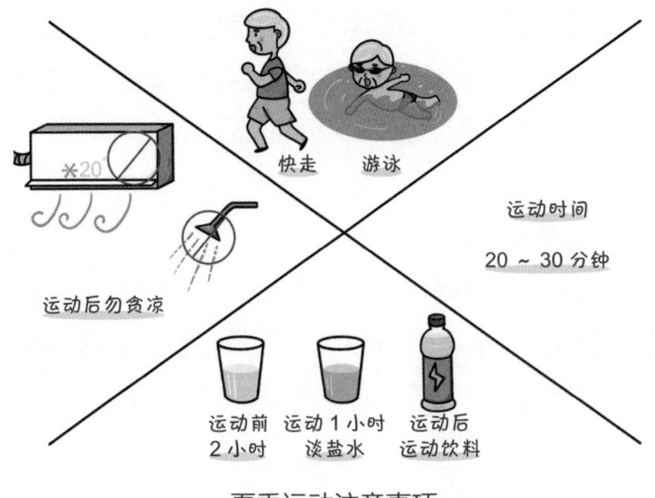

夏季运动注意事项

（3）秋来顺心火，静气舒缓忌燥热

中医认为“秋气通于肺”。“春养肝，夏养心，秋养肺，冬养肾”，在这四种器官中，肺是最“娇嫩”的存在。秋天气候干燥，最容易对肺造成伤害，所以，秋天养肺是重点。

健身锻炼宜动静和谐，秋季老年人可选择散步、慢跑、打太极拳、做健身操、八段锦，在“动功”锻炼同时可配合“静功”，如用六字诀练“si”字功。

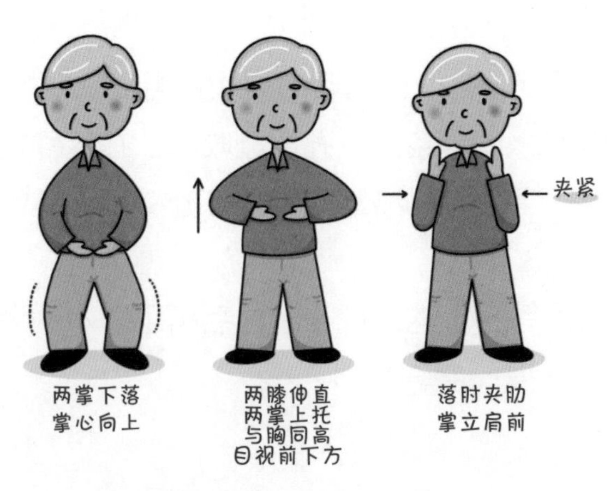

六字诀——“si”字功 1

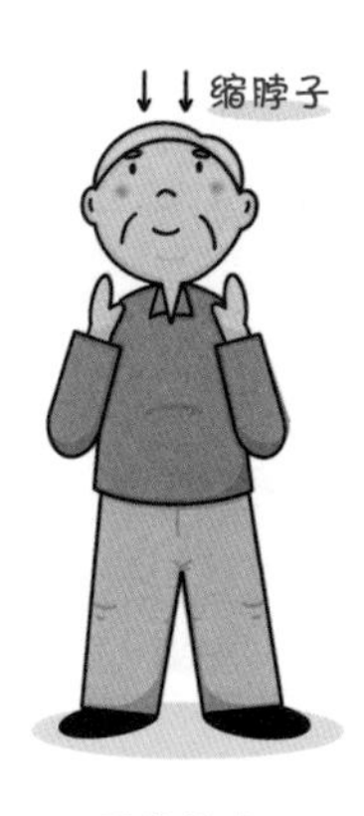
缩脖子
展肩扩胸
藏头缩项
目视前上方

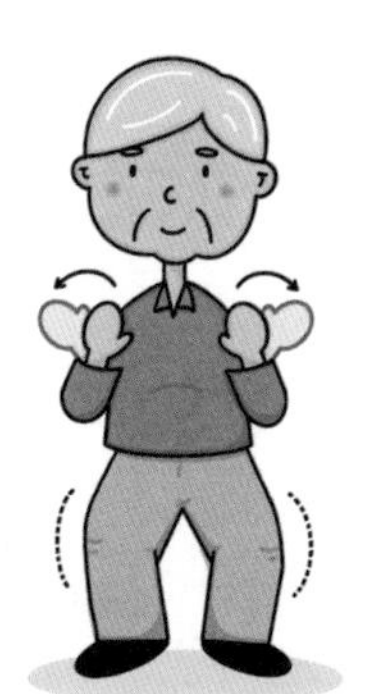
屈膝下蹲
松肩伸项
亮掌前推
口吐“si”字音

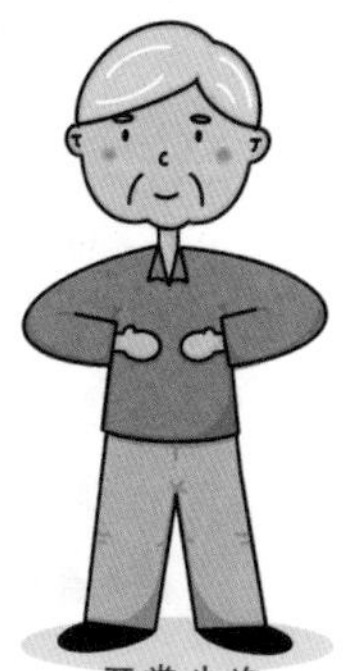
两掌外旋
转掌心向内
指尖相对
屈肘回收至胸前
两膝伸直

六字诀——“si”字功 2

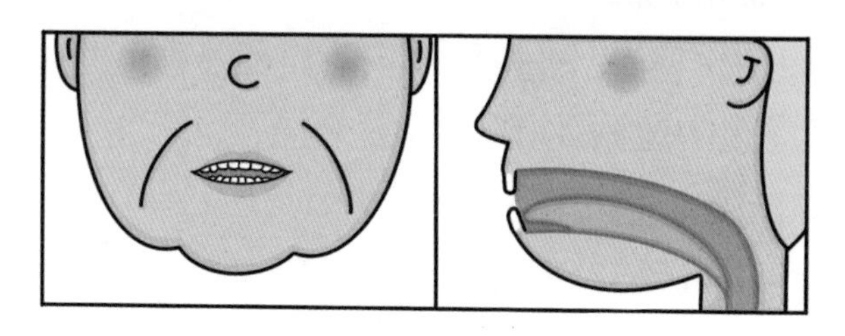

“si”为齿音
发声吐气时
上下门牙对齐，留有狭缝
舌尖轻抵下齿
气从齿间呼出体外

六字诀——“si”字功 3

此外，秋季健身要注意“四防”。

1）防运动损伤

因为人的肌肉和韧带在气温较低情况下会反射性地引起血管收缩，黏滞性增加，伸展度降低，关节活动幅度减小，神经系统对肌肉指挥能力下降。所以锻炼前要充分做好准备活动，准备活动的时间长短和内容可因人而异，一般以做到身体发热为宜。

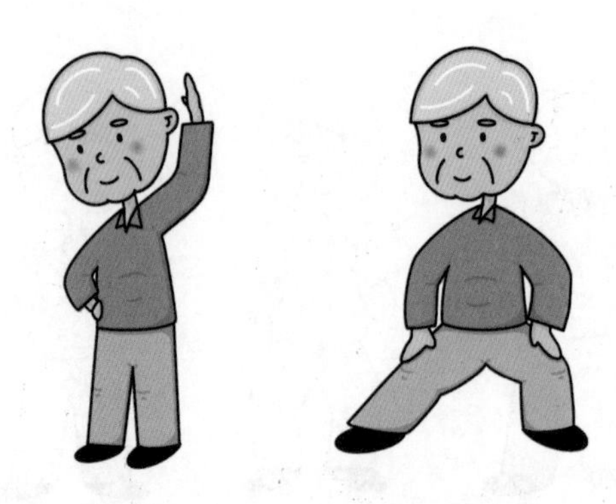

防运动损伤

2）防受凉感冒

秋日清晨气温低，应根据户外气温变化增减衣服。锻炼时不宜一下脱得太多，应待身体发热后，方可脱下过多衣服。锻炼后切忌穿着汗湿的衣服在冷风中逗留，以防着凉。

3）防运动过度

秋天是锻炼的好季节，但此时因人体阴精阳气正处在收敛内养阶段，故运动也应顺应这一原则，即运动量不宜过大，以防出汗过多，阳气耗损。运动宜选择轻松平缓、活动量不大的项目。

4）防秋燥

秋天气候干燥，气温较低，是肝气偏旺、肝气偏衰的季节，易引起咽喉干燥、口舌少津、嘴唇干裂、鼻出血、便秘等。运动后还要及时补充水分。

（4）冬至巧御寒，防寒润燥先保暖

冬天气温低，人体新陈代谢处于一年中的低谷期。而室内温度也会降低，很多人对这样的环境很不适应，就更别提坚持体育运动了。那么在寒冷的冬天，有哪些运动可以做？想在冬天安全运动、预防损伤又该怎么办呢？

1）适当热身

寒冷冬季，身体各器官的功能，包括肌肉、关节，都处在一个较低水平，肌肉和韧带也都比较僵硬，所以在运动前应该进行一定时间的准备活动，如牵拉韧带、放松肌肉、充分活动关节等。这样才能将机体调整到适合运动状态，而且，强度越大、动作越复杂的运动，运动前准备活动应该越充分。热身时间应长一些，至少 5 ~ 10 分钟，使关节做到充分活动和牵拉，微微出汗后再慢慢活动。

2）注意保暖

即使在运动场馆内运动，室温也比较低，所以最好还是先穿长袖运动上衣以及运动长裤锻炼，当感觉身体明显发热或者轻微出汗以后，再换短袖、短裤运动服继续锻炼。户外运动时最好穿专业户外运动服，运动之后也要适度保暖，等出汗结束再补充增加衣物。

3）防止冻伤

冬季锻炼要注意防冻伤。锻炼时身体外露的部分，包括手、脸、耳、脚等都需要注意做好防寒保暖，戴手套、帽子和护耳套。另外，锻炼结束之后，不宜立马烤火或用热水浸泡，这样容易加剧冻疮发生，要先按摩寒冷部位。

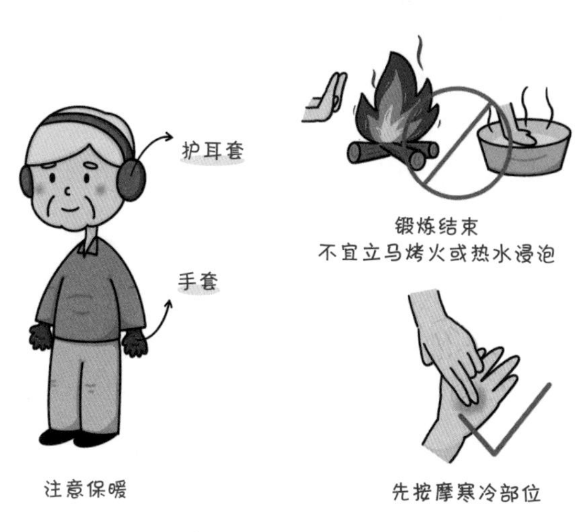

冬季运动注意事项

4)运动坚持循序渐进

多项研究显示,最适合人类运动的时间是下午,冬季也不例外。对于患有呼吸系统疾病的中老年人来说,运动强度应按照循序渐进原则,及时补充营养。对于慢性病患者,从中医角度来讲,夏日往外发汗,冬季应该内“敛”,冬天运动量应该适度下降,以防突发呼吸系统疾病。

很多人冬季运动后肺部会感到寒冷,这与呼吸方式以及运动量有关。呼吸时注意缓慢平稳,运动强度不宜突然增加,也可以在运动时戴比较薄的口罩。

(三)伤肺护肺小常识

1. 伤肺两“怪兽”——粉尘和雾霾

我们每天通过呼吸来摄入氧气,而空气中氧气含量只占了21%,还有许多看见或看不见的杂质,那么这些杂质会给我们的肺带来怎样的伤害呢?

直径小于10微米颗粒物,又称可吸入颗粒物,英文缩写为PM_{10},它们能长驱直入通过呼吸进入人体。颗粒物直径越小,进入呼吸道位置就越深。5微米以下的颗粒物可轻松到达细支气管和肺泡,我们常说的“霾”就是其中一员。它们会刺激呼吸道,引发慢性炎症,气道黏液分泌增加,气道受损变窄,破坏肺泡使肺泡弹性降低,导致或者加重慢阻肺。

直径大于10微米的固体微粒主要包括灰尘、花粉、柳絮等。这些微粒容易沉积于鼻咽部,造成过敏性鼻炎,引发咳嗽、哮喘等症状。

由此看来对付伤肺两“怪兽”的最好办法就是避免和它们近距离接触。佩戴合适口罩是不二法宝。(口罩选择详见本部分相关内容“有‘罩’护,肺清爽”)

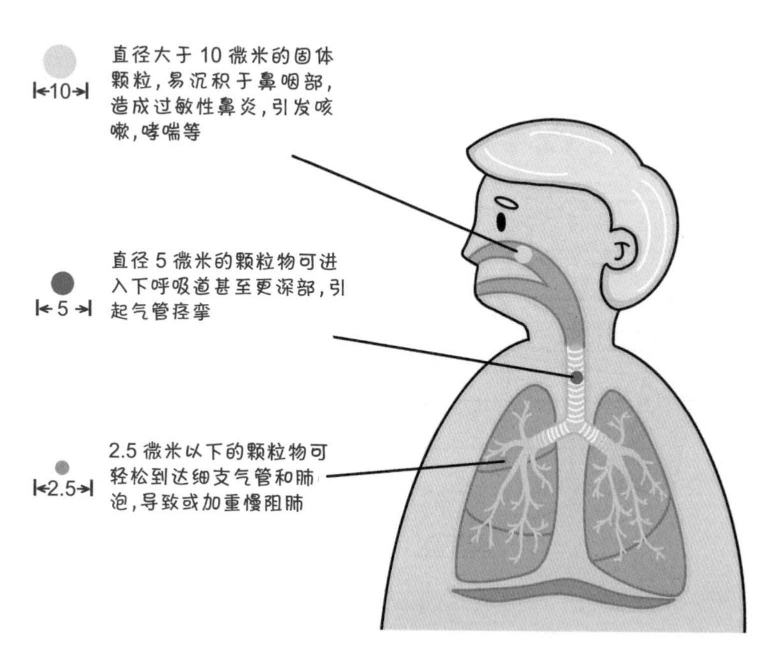
直径大于10微米的固体颗粒，易沉积于鼻咽部，造成过敏性鼻炎，引发咳嗽，哮喘等
10
直径5微米的颗粒物可进入下呼吸道甚至更深部，引起气管痉挛
5
2.5微米以下的颗粒物可轻松到达细支气管和肺泡，导致或加重慢阻肺
2.5

空气中固体颗粒进入肺内位置

小贴士

我国23.6%的慢阻肺患者都有长期接触粉尘和有害气体经历。据研究发现，空气中的$PM_{2.5}$浓度每立方米增加10微克，慢阻肺住院率增加3.1%，病死率增加2.5%。

2. 吞云吐雾最伤肺

“饭后一根烟，胜过活神仙”是很多人的生活状态。您在享受吸烟带来的快乐时，可曾想过香烟中所含重金属、放射性物质、焦油、尼古丁等有害物质会对身体造成损伤？下次当您想吸烟时，请想想洁厕灵、杀虫剂、汽车尾气等，这些都和香烟有着相同的成分。

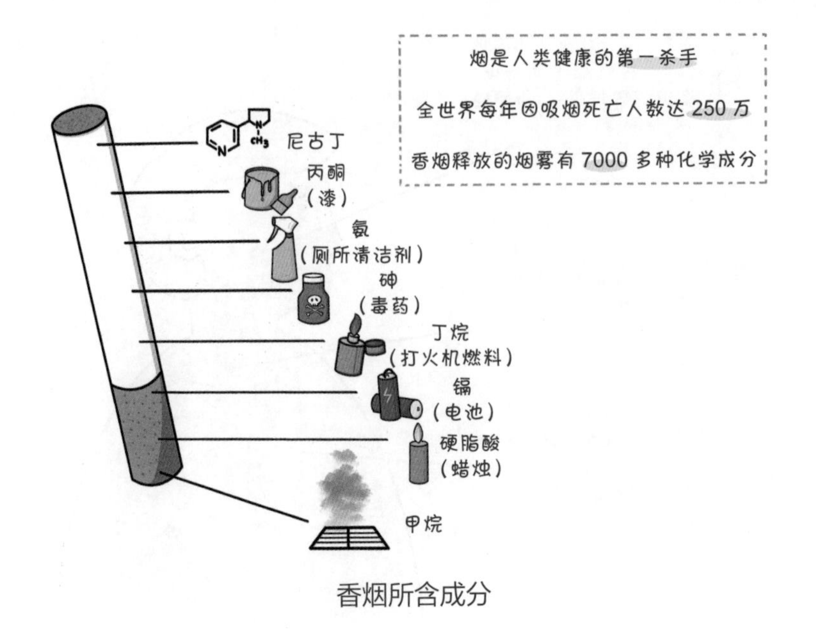

香烟所含成分

长期吸烟者肺癌发病率比不吸烟者高 10 ~ 20 倍，气管炎、慢阻肺发病率高 2 ~ 8 倍，喉癌发病率高 6 ~ 10 倍，冠心病发病率高 2 ~ 3 倍，脑卒中发病率高 2 ~ 3.5 倍，如果吸烟和高血压同时存在，脑卒中危险性会升高近 20 倍。

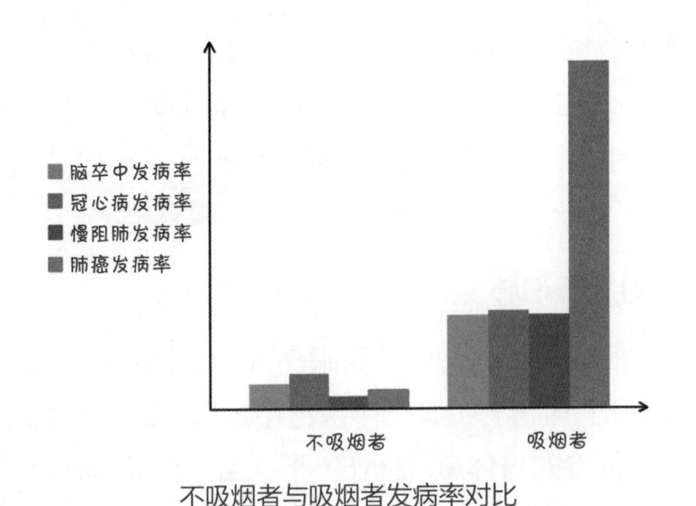

不吸烟者与吸烟者发病率对比

这鲜活的数据可不是玩笑话，吸烟引起恶性肿瘤这件事情已经不是什么秘密了。2018 年全国癌症报告显示，肺癌位于男性癌症发病率第一位，女性第二位。

令人费解的是，我国女性吸烟比率呈下降趋势，而女性患肺癌比率却持续上升。这主要是因为被动吸烟者吸进有害物质比主动吸烟者更多。与吸入的烟相比，香烟点燃后释放的烟雾中所包含的致癌物质含量更高，例如一氧化碳含量高 5 倍，焦油和尼古丁高 3 倍，亚硝胺高 50 倍。这些物质一旦被不吸烟者吸入呼吸道后，同样会损害气管上皮细胞，诱发癌变。

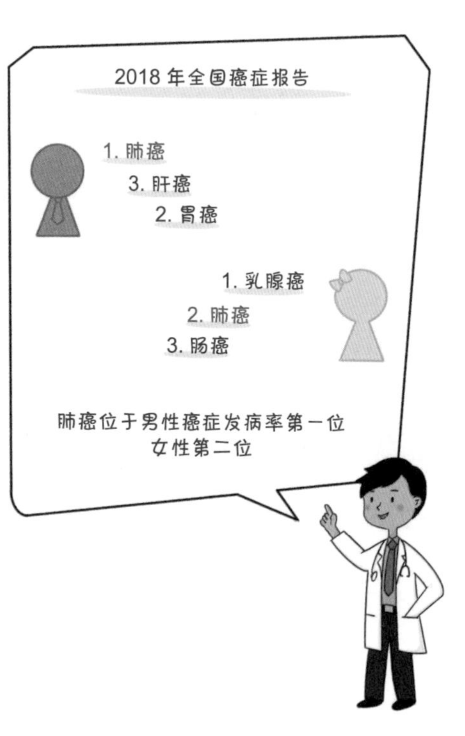

2018 年全国癌症报告

娇嫩如肺，若想健康顺畅，需要用心呵护，戒烟是首要任务。为了您和他人的健康，请您室内环境禁止吸烟。

小贴士

如何寻求戒烟帮助？

您可以拨打全国戒烟热线 400-888-5531，会有专业戒烟咨询人员为您解答疑虑。或者，您可以到当地医院戒烟门诊进行诊疗。

3. 隐藏在新家的伤肺幽灵——甲醛

月朦胧鸟朦胧，复杂装修污染重；板朦胧料朦胧，甲醛污染致癌症！什么地板、油漆、乳胶漆，胶水、墙纸、纺织品，甲醛可谓无处不在。新房装修，最令人担心的莫过于甲醛，这是因为甲醛是一类致癌物名单中的伤肺幽灵。

虽然甲醛这么可怕，但其实它一直默默地存在于自然界中。因为易溶于水，所以普遍存在于生物体，包括树木、动物，甚至人体内都有甲醛。但人体内甲醛含量非常少，约 0.1 毫摩尔浓度，可以被人体快速代谢，最终以气体形式排出。

既然甲醛能够被人体代谢，那它是怎样一步步走上一类致癌物名单的呢？这是因为甲醛具有防腐特点，所以被添加在不同种类黏合剂里用于板材及纺织品制作，既能防腐又能提高板材硬度，还能增加窗帘、床上用品的抗皱功能。

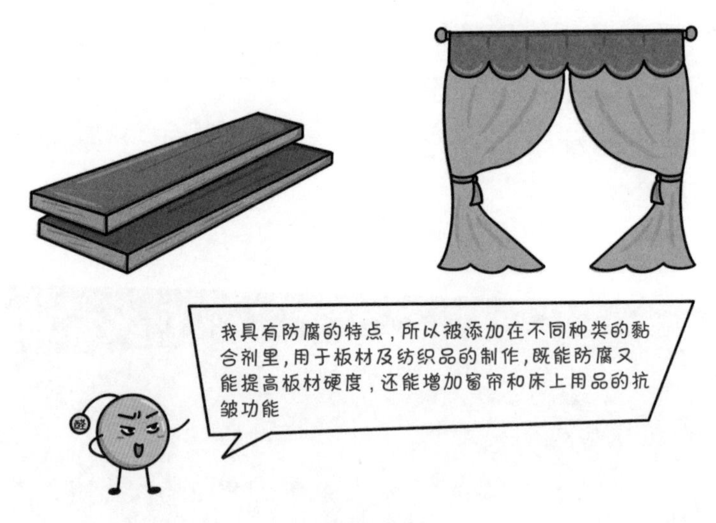

甲醛的应用

因为以上特点，甲醛被越来越多的应用到日常生活的方方面面，从而导致装修后室内甲醛浓度过高，过多甲醛无法被人体及时代谢。

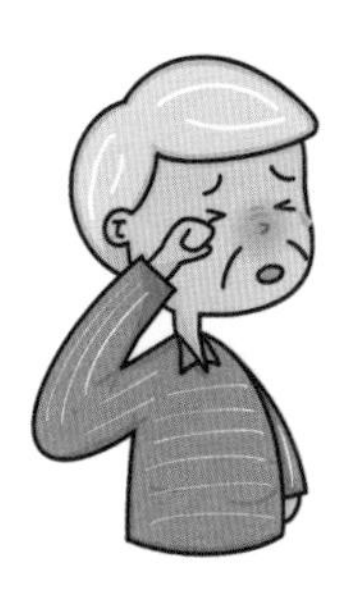
甲醛浓度低时
刺激眼睛引起流泪

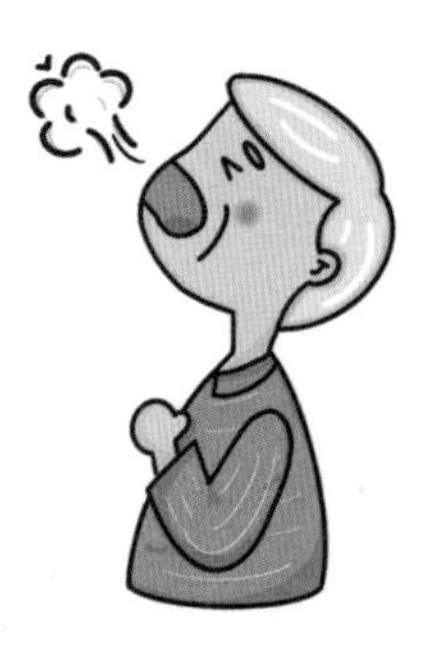
甲醛浓度高时
引起恶心呕吐
咳嗽胸闷
诱发哮喘，肺水肿
甚至损伤细胞中的 DNA 引发癌症

甲醛的危害

甲醛这么可怕，人们想了许多办法去除，比如使用活性炭、竹炭进行物理吸附，使用柚子皮、绿萝等进行生物吸附，使用药剂、药水进行化学分解。

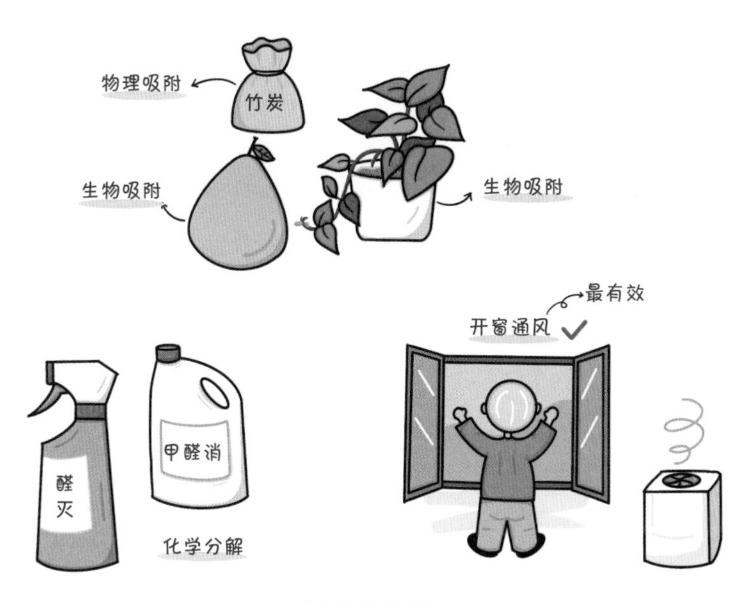

去除甲醛方法

实验证明，这些方法虽然都可以降低空气中的甲醛浓度，但是效率较低，最可靠有效去除甲醛的方法是开窗通风。如果在不适宜开窗通风的天气，那么空气净化器是不错的选择。

板材中的甲醛需要 5 ~ 10 年才能去除，因此为了避免甲醛带来的困扰，选择安全装修材料才是明智之举。

小贴士

我国《民用建筑室内环境污染控制规范》规定甲醛浓度≤0.08 毫克 / 立方米。

搬入新家后有以下的不良感受可能提示您甲醛超标。甲醛浓度超过 0.1 毫克 / 立方米时，就会有异味和不适感；达到 0.5 毫克 / 立方米时，可刺激眼睛引起流泪；达到 0.6 毫克 / 立方米，可引起咽喉不适或疼痛；浓度更高时，可引起恶心呕吐，咳嗽胸闷，诱发哮喘，甚至肺水肿。

4. 心宽体胖难以顺畅呼吸

减肥是当今比较流行的词汇。各类媒体大张旗鼓地宣传肥胖对心脑血管的危害。越来越多的人意识到，肥胖对人体的伤害。

您知道吗？肥胖还会影响人体呼吸系统功能。

这是因为脂肪在颈部堆积时，使得上呼吸道口径缩小，气道更易坍塌阻塞，引发呼吸不畅。

肥胖还可导致脂肪代谢增强，诱发机体炎性反应，改变呼吸道正常结构，加重肺部炎症。腹部肥胖则会限制腹式呼吸，进而影响中下肺叶气体交换。

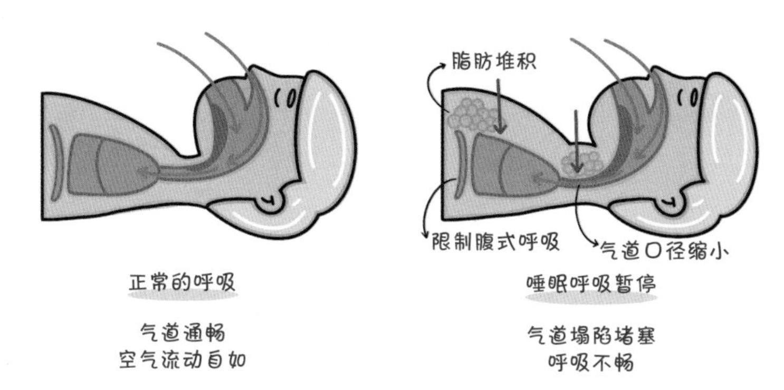

肥胖人群呼吸系统变化

有研究表明，肥胖还是老年阻塞性睡眠呼吸暂停低通气综合征（OSAHS）的独立危险因素，可导致 OSAHS 患病风险增加近 10 倍。OSAHS 会导致老年人机体缺氧，引发心脑血管疾病，严重者可致夜间猝死。

随着人们生活水平提高，老年人肥胖问题越来越严重。老年人发胖往往不可逆，需要引起重视。老年人要合理安排饮食与运动，保持健康，拒绝肥胖。

（1）控制体重，请您跟我这样做

①运动强度适宜化：一般以低强度运动为主，有余力者可逐步过渡到中等强度，但不要尝试剧烈运动，更不要在餐后特别是饱餐后 1 个小时内进行运动锻炼。

②运动方式多样化：例如步行、打太极拳、跳广场舞、瑜伽等均可。由于老年人肌肉力量和关节活动度都发生了衰退，可以选择一些增加肌肉力量运动，例如借助弹力带或小重量哑铃进行阻力训练。需要注意强度不宜过大，避免肌肉损伤。另外，为了预防跌倒，还应增加锻炼平衡的运动，例如踢毽子等。

③运动时间不宜长：老年人应根据自身状况，选择适当运动时间。一般每天户外锻炼 1 ~ 2 次，每次 1 小时左右，以轻微出汗为宜。需要注意，每次运动要量力而行，时间不宜过长，可以分多次运动。

④什么时候运动有讲究：无论什么时间，只要运动了都会对身体产生积极影响。对老年人来讲，为了避免意外发生要注意以下两点：清晨冠状动脉张力容易增高，交感神经较兴奋，应尽量选择下午或晚上活动；如果选择清晨健身，运动量应小一些。

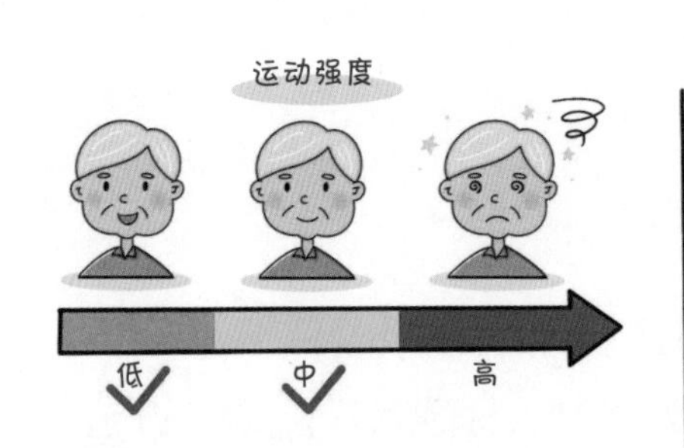
运动强度
低
中
高
以低强度运动为主，有余力者可逐步过渡到中等强度，但不要尝试剧烈运动
①

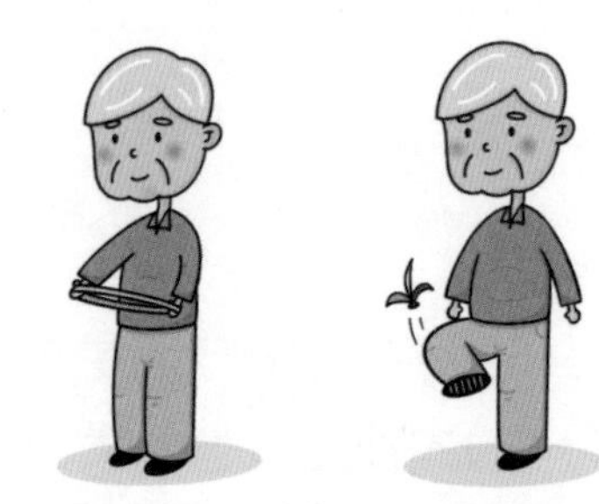
②
借助弹力带或小重量哑铃进行阻力训练，增加肌肉力量，踢毽子可以锻炼平衡，预防跌倒

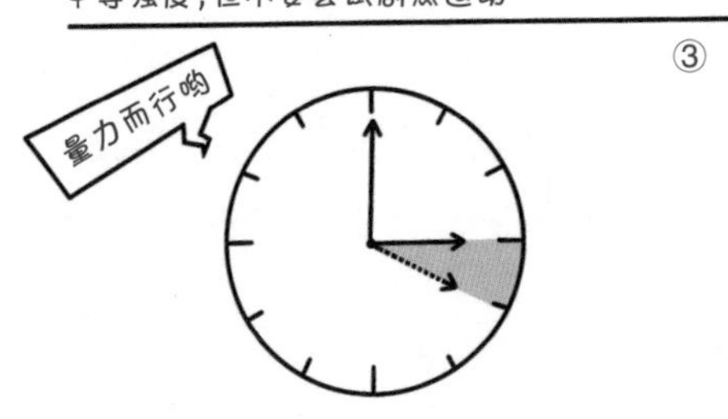
③
量力而行哟
根据自身情况，选择适当运动时间，一般每天户外运动1~2次，每次1小时左右，以轻微出汗为宜

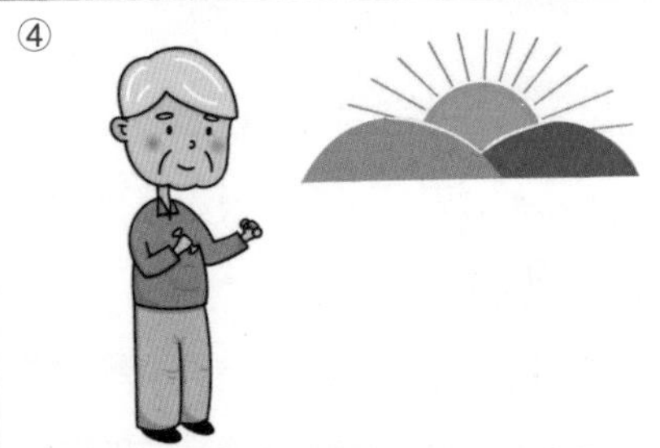
④
尽量选择下午或晚上活动，如果选择清晨，运动量应小一些，避免餐后1小时内进行锻炼

老年人运动注意事项

(2)通过饮食控制体重

对于减肥，老年人不应过度强调降低体重，应当根据肥胖对老年人不同疾病的影响特点制定具有针对性的干预措施，从生活方式入手，例如调整饮食结构。

老年人饮食要做到：主食不要太多，一小碗就行。其中三分之一是粗粮、杂粮、杂豆。蔬菜水果不可少，每天吃一斤蔬菜、半斤水果。肉蛋奶鱼虾还有豆制品，每天都要吃，每天喝一杯奶，吃一个鸡蛋，吃二三两肉和鱼，再吃一点豆制品。盐每天吃5～6克，不用担心太少，天然食物当中还有一点盐，如果出汗多，还可以多吃一两克盐。食用油每天大约 30 克，经常更换不同种类的食用油。

老年人请善待自己的身体，选择好肉、好鱼、好菜、好粮、好油，少吃甜食，少喝果汁和含糖饮料，适量吃盐，粗细搭配，食材新鲜，忌食辛辣。一味吃素，不利身体，营养均衡，寿与天齐。

小贴士

我国老年人体重指数（BMI，kg/m^2）

	WHO 标准	中国标准
偏瘦	<18.0	
正常	18.5 ~ 24.9	18.5 ~ 23.9
超重	≥25.0	≥24.0
偏胖	25.0 ~ 29.9	24.0 ~ 27.9
肥胖	30.0 ~ 34.9	≥28.0
重度肥胖	35.0 ~ 39.9	
极重度肥胖	≥40	

腰部肥胖标准为男性腰围大于等于 85 厘米，女性腰围大于等于 80 厘米。

5. 小小飞沫大隐患

己亥末，庚子春，荆楚大疫，染者数万。一时间，众惶恐，举国防，道无车舟，万巷空寂。新冠肺炎疫情防护宣传中飞沫传播、气溶胶等名词出镜率极高。新冠肺炎和非典、禽流感、甲流、普通感冒一样都是通过呼吸道传播的疾

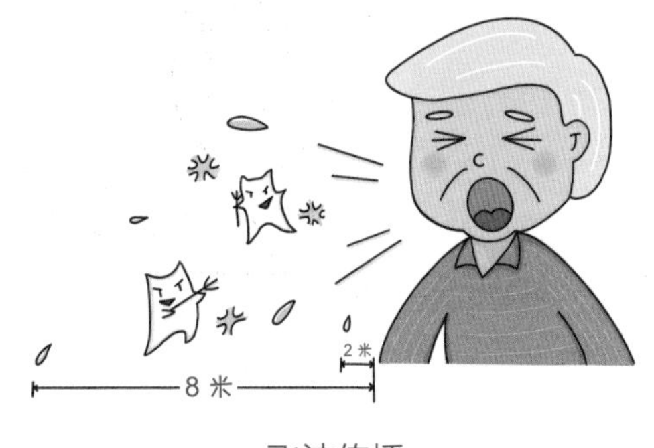

飞沫传播

病。这些疾病是怎样在人群中传播开来?

感染者的痰液、鼻涕及气道分泌物里含有大量病毒、细菌等病原体。当咳嗽或打喷嚏时产生强大气流,这些分泌物以飞沫形式排入空气当中,大的飞沫可到达 2 米远的地方,小的飞沫能喷射到 8 米之外。

这些病毒、细菌等坏家伙通过呼吸进入到非感染者气道内,它们中大部分会在人体呼吸系统自净功能下被杀死或排出体外。小部分病毒和细菌会进入到肺内,此时,人体免疫细胞会捕获这些坏家伙以免机体受到侵害。

当免疫功能因为年龄、疾病、劳累等原因下降时,这些坏家伙趁机大量繁殖,碾压机体免疫系统。在免疫系统和病毒、细菌作战时,免疫细胞尸横遍野,炎性物质在气管、支气管、细支气管、肺泡及肺组织间隙内大量渗出,影响了气体在肺泡内交换,这时就发生了呼吸系统炎症。

看了上面的描述是不是有些可怕呢?其实,只要我们在日常生活中做好防护就不会让这样可怕的事情发生。

首先,要注意咳嗽礼仪。在公共空间内发现有不注意咳嗽礼仪的人咳嗽或打喷嚏时可以屏住呼吸,快步远离到 8 米以外的安全距离。当然,在流感、感冒高发季节佩戴口罩是最保险的防护办法。

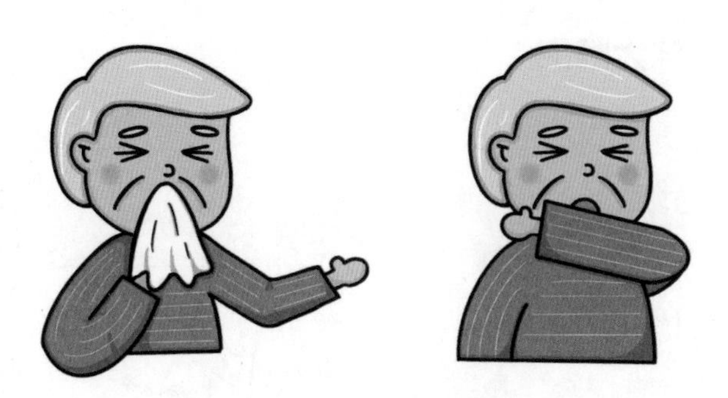

咳嗽或打喷嚏时,用纸巾或肘部捂住口鼻,
防止产生的飞沫喷溅到空气中

咳嗽礼仪

其次，开窗通风是空气消毒最有效的方法。最好每天早、中、晚开窗通风三次，20 ~ 30 分钟 / 次，并且要同时打开多扇窗户，形成对流风。冬季开窗时，要注意添加衣物，避免在窗户旁边逗留，以免着凉。

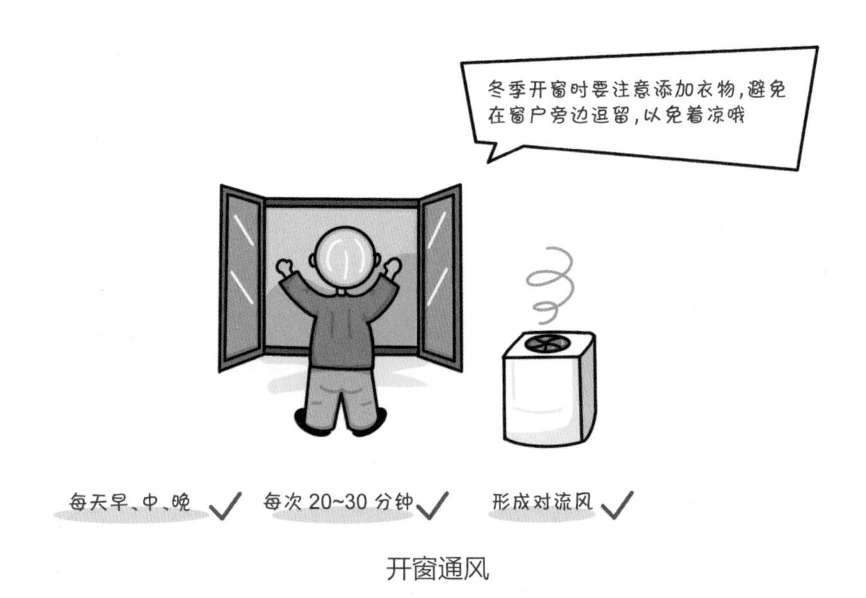
冬季开窗时要注意添加衣物，避免在窗户旁边逗留，以免着凉哦
每天早、中、晚
每次 20~30 分钟
形成对流风

开窗通风

最后，就是要勤洗手。饭前便后，触摸眼、口、鼻前，外出回家后，还有触摸过公共物件如扶手、门把手、电梯按钮、公共电话后，打喷嚏或咳嗽后，接触过泪液、鼻涕、痰液和唾液后，接触钱币之后，做完扫除工作之后，戴口罩前及摘除口罩后等很多重要的时刻都要洗手，这样才能杜绝病菌侵入。

洗手看似简单，却蕴藏着很大的学问，最好用流动水和皂液，全过程要认真揉搓双手 15 秒以上，还要按“七步洗手法”才行呢，偷偷告诉您一个口诀“内外夹攻（弓）大力（立）丸（腕）”，快随我操练起来吧。

第一步：洗手掌，掌心相对，手指并拢相互揉搓；

第二步：洗背侧指缝，手心对手背沿着指缝相互揉搓，双手交换进行；

第三步：洗掌侧指缝，掌心相对，双手交叉沿着指缝相互揉搓；

第四步：洗指背，弯曲各手指关节，半握拳把指背放在另一手掌心旋转揉搓，双手交换进行；

第五步：洗拇指，一手握另一手大拇指旋转揉搓，双手交换进行；

第六步：洗指尖，弯曲各手指关节，把指尖合拢在另一手掌心旋转揉搓，双手交换进行；

第七步：洗手腕、手臂，揉搓手腕、手臂，双手交换进行。

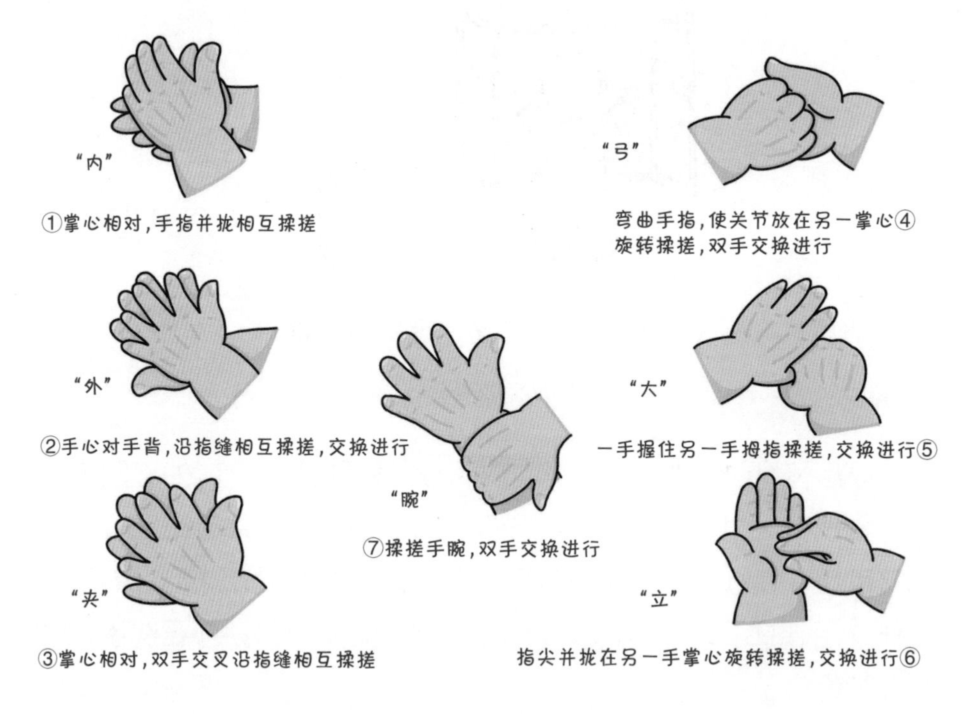
“内”
①掌心相对，手指并拢相互揉搓
“弓”
弯曲手指，使关节放在另一掌心④
旋转揉搓，双手交换进行
“外”
②手心对手背，沿指缝相互揉搓，交换进行
“大”
一手握住另一手拇指揉搓，交换进行⑤
“腕”
⑦揉搓手腕，双手交换进行
“夹”
③掌心相对，双手交叉沿指缝相互揉搓
“立”
指尖并拢在另一手掌心旋转揉搓，交换进行⑥

七步洗手法

6. 有“罩”护，肺清爽

1897 年，德国人美得奇发明了一种用纱布包裹口鼻以防止细菌侵入的方法，这被视为口罩雏形。

随着社会进步，口罩家族不断发展壮大。从前，它主要出现在医务人员脸上，很多人都没有认识到它对普通人的作用。如今，随着非典、新冠肺炎的流行，雾霾、粉尘汹涌袭来，口罩已经走入百姓寻常生活。

口罩目前大体有四个分支，分别是防护口罩、医用外科口罩、一次性口罩和棉布口罩，下图向您详细介绍它们的作用和佩戴时机。

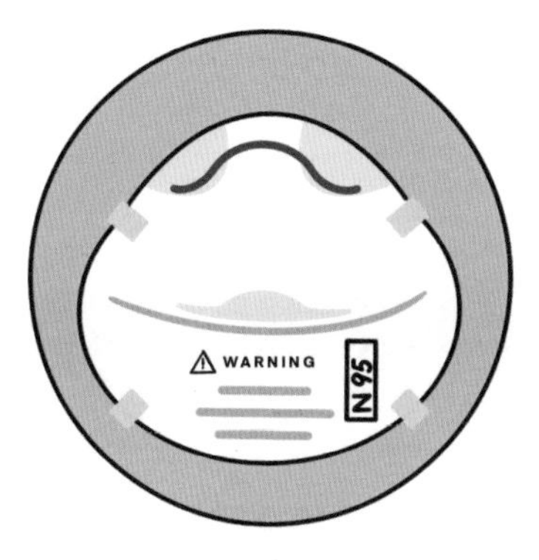
WARNING
N95
过滤效率≥95%
能有效隔绝颗粒物 $PM_{2.5}$、体液、分泌物、飞沫等，包括各种传染性病毒
适用范围：高风险医疗工作环境
医用防护口罩

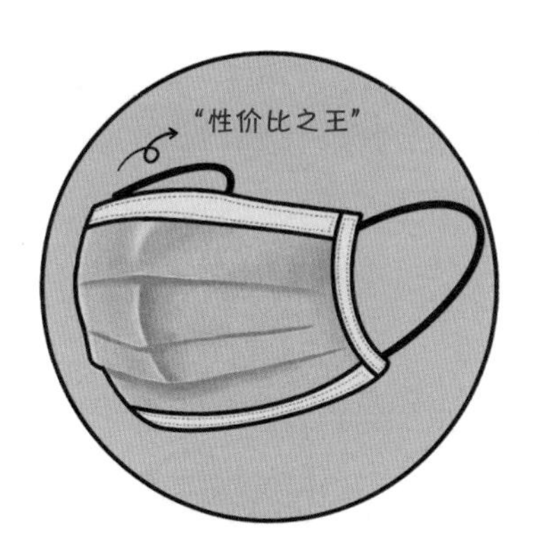

“性价比之王”
非油性颗粒过滤效率≥30%

适用范围：医务人员进行有创操作

医用防护口罩和医用外科口罩

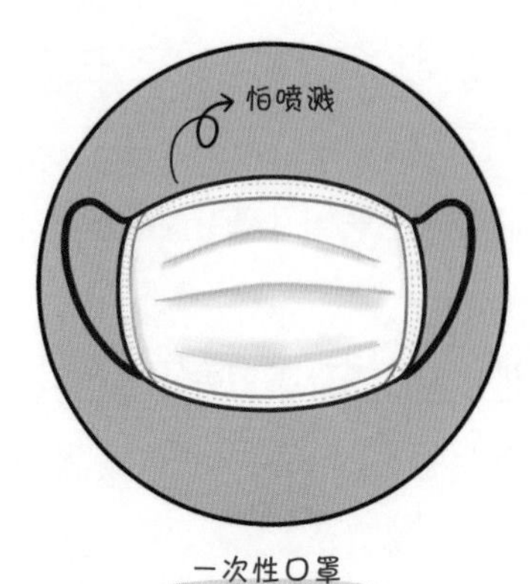

细菌过滤效率≥95%
不能过滤颗粒物
不能防止血液穿透

适用范围：日常生活人员密集场所
前往医疗机构就诊等

一次性口罩

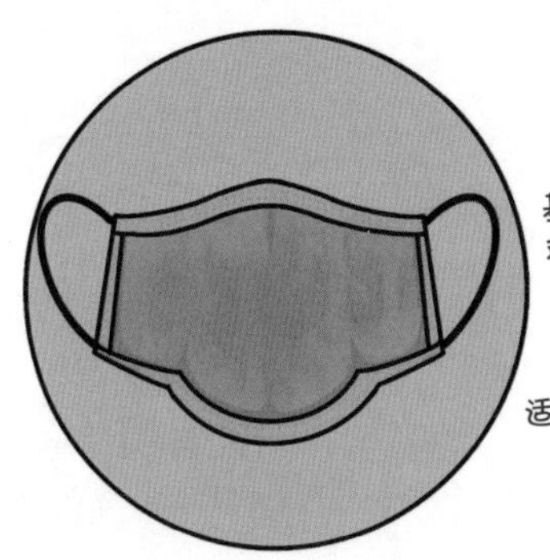

过滤效率最低
基本上是肉眼可见的东西才能过滤
对 $PM_{2.5}$ 等微型颗粒物无过滤效果

主要作用：保暖

适用范围：居家活动、散居居民户外活动者

棉布口罩

一次性口罩和棉布口罩

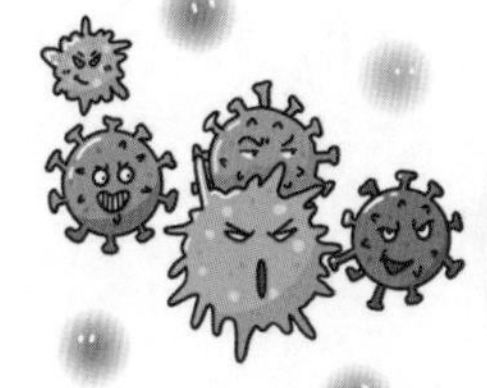

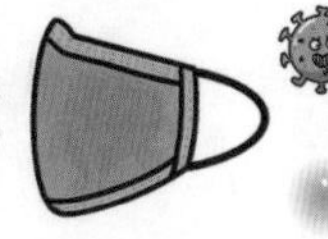

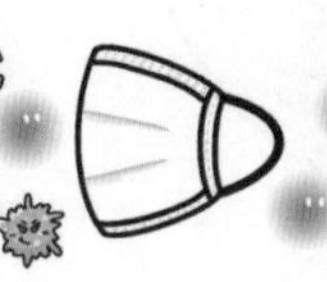

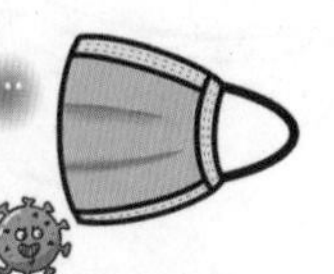

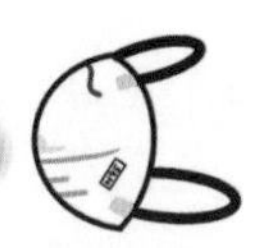

棉布口罩	一次性口罩	医用外科口罩	医用防护口罩
可挡风 隔绝可见物 如灰尘、黑烟等	隔绝细菌、病毒等 不防雾霾	隔绝细菌、病毒 防喷溅 防雾霾	隔绝细菌、病毒 防雾霾 防护效率最高

不同种类口罩比较

小贴士

什么情况下应该佩戴口罩?

(1)乘坐公共交通工具时,例如:公交车、班车、大巴、地铁、火车、高铁、飞机等。

(2)去医院时,无论是自己看病还是探望病人,都应该佩戴口罩。

(3)患者和人近距离接触时谨防飞沫传播。

(4)在相对密闭或者人多的空间停留较长时间时。

(5)周围人出现感冒、肺炎时,须加强个人卫生防护。

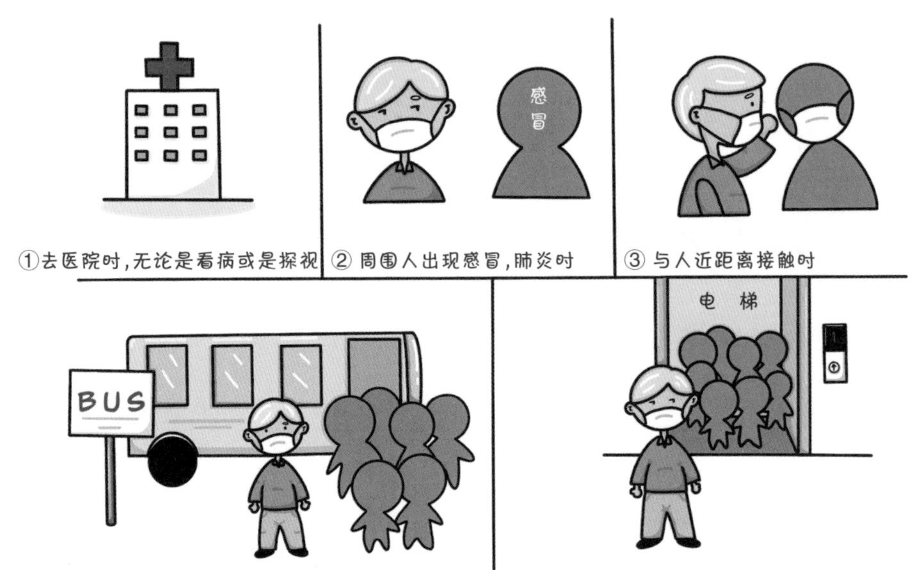
感冒
①去医院时,无论是看病或是探视
②周围人出现感冒,肺炎时
③与人近距离接触时
电梯
BUS
④乘坐公共交通工具时,如公交车、地铁、火车、飞机等
⑤在相对密闭或人多的空间中,停留较长时间时

什么情况下应该佩戴口罩

四、拯救病肺——老年人照护要点

《健康中国行动(2019—2030 年)》中指出我国 40 岁及以上人群慢阻肺患病率为 13.6%，总患病人数近 1 亿。呼吸系统疾病多发和频发使多数患病家庭都深受其害。

知己知彼，百战不殆，只有清楚自身身体状况，了解疾病进展状态，懂得科学治疗方法，配合医务人员工作，才能共同抵御病魔，保证身体健康。

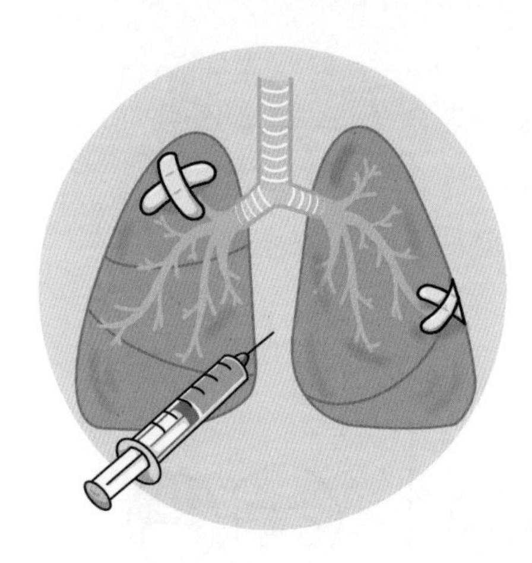

走进这一部分，笔者从疾病伊始、治疗过程、用药注意事项、康复保健等多个方面，对呼吸系统相关疾病居家照护进行了详细的阐述。让我们正视呼吸系统疾病、掌握自己的身体状态，以科学积极的心态与医护人员一起战胜疾病，守护健康。

(一)如何应对沉默杀手——肺栓塞

1. 初识肺栓塞

国庆黄金周快到了，老费和费太报名参加了欧洲十国游旅行团。第一次出国，老费心里难免有些兴奋，出发前一晚甚至没睡着觉。一上飞机老费就开始呼呼大睡，一直到飞机降落前才醒。飞机刚停稳，老费赶忙站起来拿自己的行李，只觉得右小腿一阵酸疼，突然眼前一黑，晕了过去。

睁开眼睛已经在医院里了，经过导游翻译，老费才知道原来自己得了“经济舱综合征”，也就是肺栓塞。还好栓子不大，送医及时才躲过一劫。老费心里不禁冒出一万个问号，坐飞机怎么就和肺栓塞联系起来了？

这原本是两个毫无关系的名词，但是如果坐长途飞机时静坐不动，这就成了肺栓塞的诱发因素。如果把人体内血管比作水管，在正常情况下，血液像水一样被“挨家挨户”运输到各组织器官，由于长时间坐在相对狭小的座位上不动，导致双下肢静脉血液淤积形成血栓。这些血栓有的会自行溶解，有的随着血流到达肺动脉，像大石头一样堵住水管，导致肺部的“水”供应不足甚至完全断了输送，引发猝死。

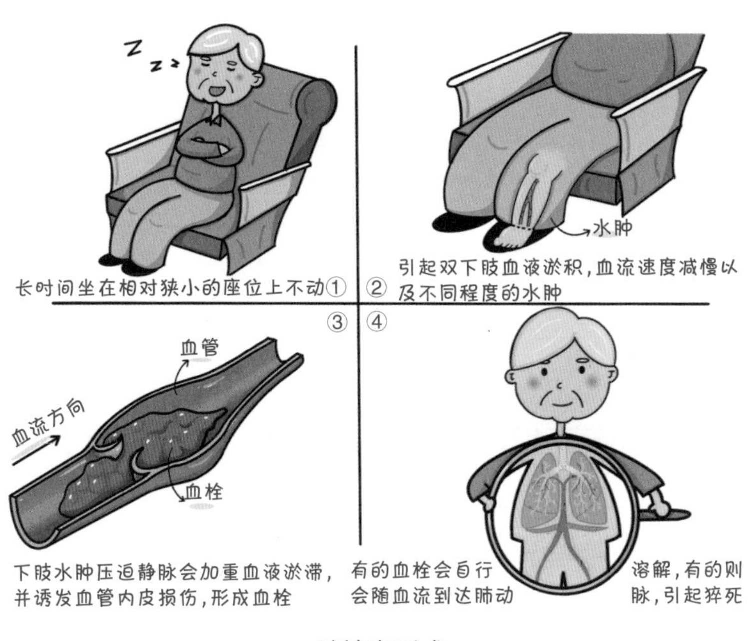

肺栓塞形成

其实除了坐长途飞机、火车、汽车外，只要是在办公室里、麻将桌旁长时间坐着不动，都可能发生“经济舱综合征”。

2. 再识肺栓塞

若突然出现双侧下肢不对称或一侧下肢酸胀疼痛、水肿、皮温升高，您可能发生了下肢静脉血栓；若出现呼吸困难，一喘气就胸痛或上腹痛，甚至晕厥休克时，要警惕肺栓塞。有研究显示，随着年龄增长，肺栓塞发病率呈升高趋势，其中 50 ~ 60 岁年龄段发病率最高。除此之外，超重、长期卧床、绝经、服用激素类药物治疗、处于脱水状态或恶性肿瘤等，也是导致肺栓塞的高危因素。

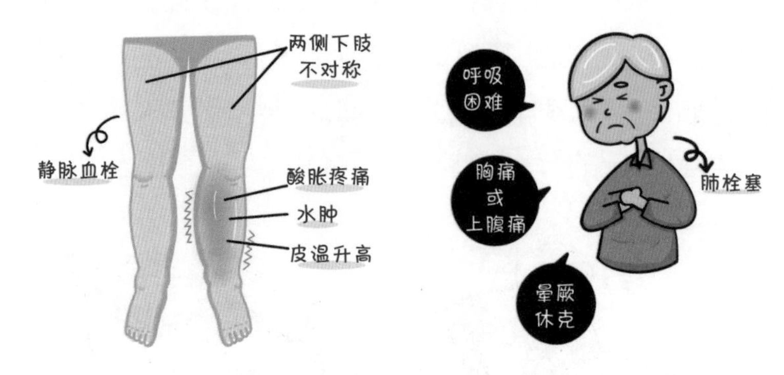

下肢静脉血栓与肺栓塞的表现

3. 预防肺栓塞

（1）在长途旅行中如何预防肺栓塞

①旅途中穿着宽松、柔软衣物，别穿紧身衣裤。对于老年人及下肢静脉曲张者，可穿医用弹力袜。

②多喝水，避免脱水。

③每小时至少起身活动一次。如果无法在过道上行走，就站在座位边踮起脚尖、抬起脚后跟或旋转脚腕，每次动作持续几秒钟，做 10 ~ 15 次。

（2）在日常生活中如何预防肺栓塞

①减少久坐或长时间卧床情况。

②多饮水，在医生指导下将血糖、血脂控制在合理的范围。

③戒烟戒酒。香烟中的成分会导致患者体内血小板聚集，抑制血栓素合成，让血液处于高凝状态，容易造成静脉血栓进而引发肺栓塞。

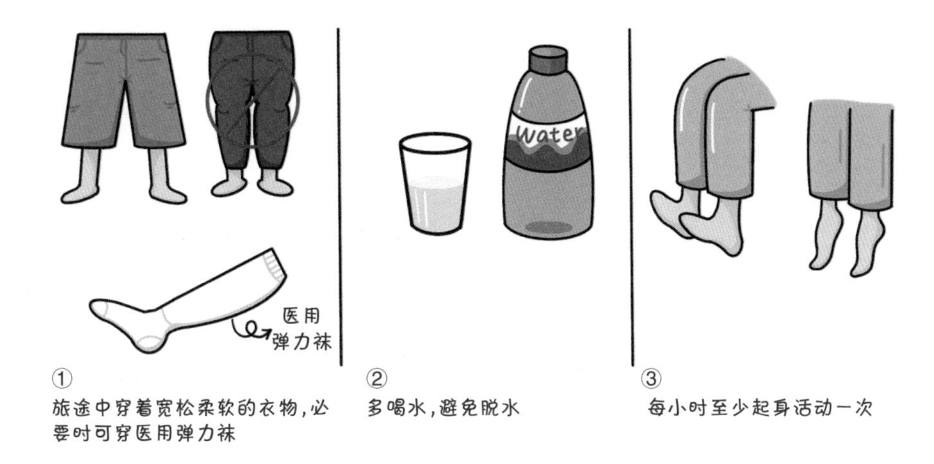
医用
弹力袜
①
旅途中穿着宽松柔软的衣物，必要时可穿医用弹力袜
②
多喝水，避免脱水
③
每小时至少起身活动一次

预防“经济舱综合征”措施

④长期卧床的患者，应主动或被动地进行踝泵运动。每天 4 ~ 6 轮，每个动作做 20 次，必要时穿医用弹力袜。

被动活动方法：

第一步：协助勾脚背、伸脚背，每侧肢体 20 次；

第二步：协助旋转脚踝，每侧 20 次；

第三步：协助屈膝、伸膝，对有肌肉力量的卧床患者，在协助屈膝、伸膝运动时可在屈膝后让患者使劲蹬协助者手掌以伸开膝盖，在伸膝后协助者使劲拉住患者脚部给患者回撤小腿以阻力，每侧 20 次；

第四步：由脚踝开始向心性按摩小腿及大腿肌肉，每侧 20 次。

⑤卧床患者还可以通过测量腿围，掌握是否发生下肢血栓，及早发现静脉血栓形成，及时治疗，预防进一步发展为肺栓塞。

腿围测量方法：

从髌骨上方 10 厘米处测量大腿围，从髌骨下方 15 厘米处测量小腿围。每天定时测量 2 次，若测量结果差值大于 5 毫米则需要立即到医院进行检查。

已有深静脉血栓的人群不建议做哟!

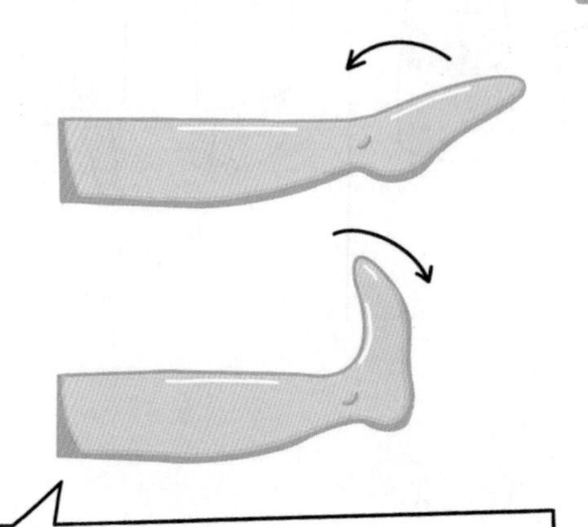

您可以躺或坐在床上，下肢伸展、大腿放松，以踝关节为中心，脚部做 360 度环绕，尽力保持动作幅度最大，可顺时针和逆时针交替进行

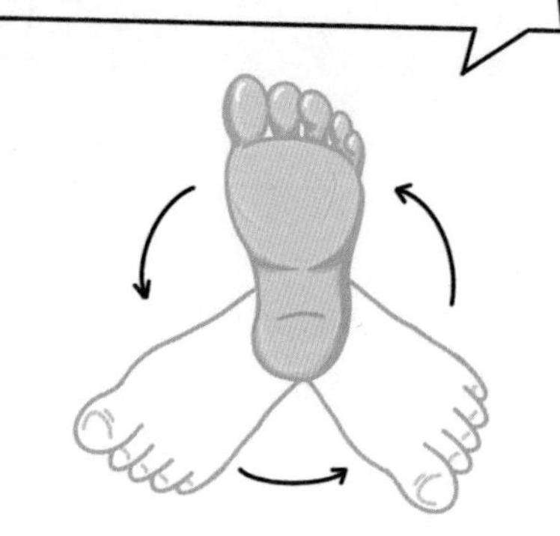

您可以躺或坐在床上，下肢伸展、大腿放松，缓缓勾起脚尖，尽力使脚尖朝向自己，至最大限度时保持 10 秒钟，然后脚尖缓缓下压，至最大限度时保持 10 秒钟，然后放松，这样一组动作完成，稍微休息后，可再次进行下一组动作，每个小时练习 5 分钟，一天练 5~8 次

踝泵运动

长期卧床者，除了做被动的踝泵运动外，家人还可以协助其做屈膝、伸膝运动

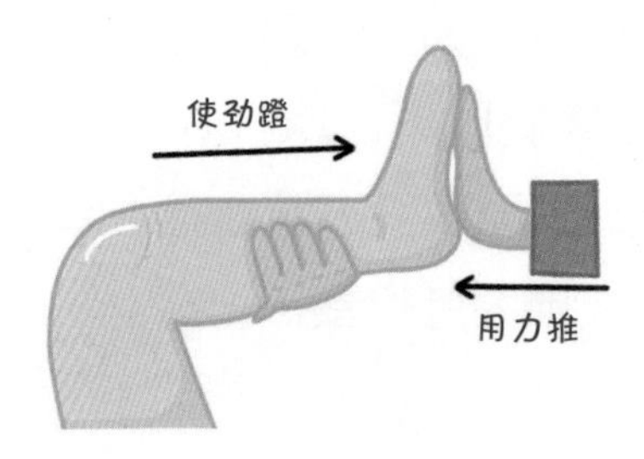

往回拽
用力拉
向心性按摩小腿

屈膝后，让活动者使劲蹬协助者的手以伸开膝盖

伸膝后，协助者用力拉住活动者脚部，给回撤小腿以阻力

屈膝、伸膝运动

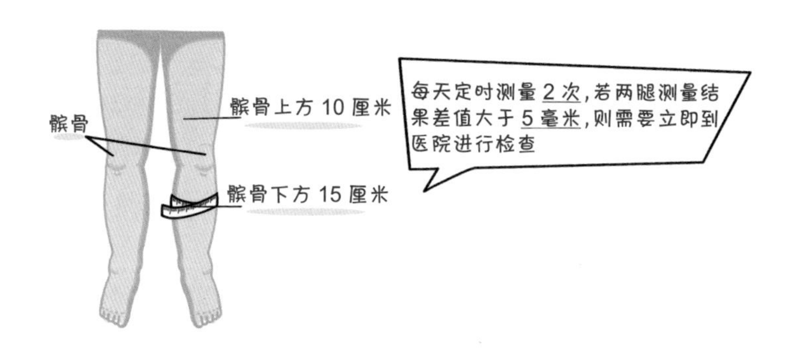
髌骨
髌骨上方 10 厘米
髌骨下方 15 厘米
每天定时测量 2 次，若两腿测量结果差值大于 5 毫米，则需要立即到医院进行检查

测量腿围

4. 口服抗凝药物治疗肺栓塞的注意事项

肺栓塞致死率和致残率很高，因此一旦身体出现不适，一定要减少活动及时就诊，为进一步治疗赢得时间。住院期间肺栓塞治疗措施有溶栓、抗凝或介入手术等方法。医生会根据栓塞部位及严重程度选择适合您的治疗方案。为了巩固治疗效果和预防疾病复发，患者在出院后均要进行至少 3 个月抗凝治疗，最常用的口服抗凝药物有两种。一种是作用于多个凝血因子的传统抗凝药物——华法林，其代谢易受食物、药物等因素影响，药物起效、失效时间长，治疗窗口窄，需频繁监测患者凝血功能滴定剂量，以最大限度地平衡抗凝效果与出血风险。另一种是仅抑制某一个凝血因子——Ⅹa 或Ⅱa 的新型口服抗凝药物，前者包括利伐沙班等，后者有达比加群等，此类药物半衰期短，漏服后可能出现严重并发症。

抗凝药物可谓是“一半天使，一半魔鬼”的最佳注释。在抗凝同时，如果未按要求服药又会导致出血。早期可出现皮肤黏膜有出血点，牙龈出血，伤口流血不易止，月经过多。严重的会出现消化道出血、颅内出血。出现以上任何一种情况，都要及时到医院就诊。

下面就为您总结了使用口服抗凝药物的注意事项：

（1）一定要按照医生要求剂量服用，不能随便停药。每天同一时间服用，如果怕忘记，建议您设定闹钟提醒。

（2）如果因其他原因导致药物无法正常服用，需减量或停药时联系医生。

（3）必须按时抽血复查凝血酶原时间（PT）或国际标准化比值（INR）。

（4）如果您有高血压，请积极治疗，血压过高情况下使用华法林可能导致严重的脑出血。

（5）刷牙时动作应轻柔，避免刷到牙龈，降低牙龈出血风险。

（6）若忘记服用一次，切勿在下一次加量服用。

（7）华法林可与维生素 K 对抗，所以应用此类药物要避免进食含维生素 K 食物，如动物肝脏、大豆油、花生油、绿叶蔬菜等。

（8）避免食用过多可增强华法林抗凝作用的食物，如柚子、葡萄柚等。

（9）戒烟限酒。吸烟会加快华法林代谢，使药物剂量不达标。过量饮酒，会增加出血风险。

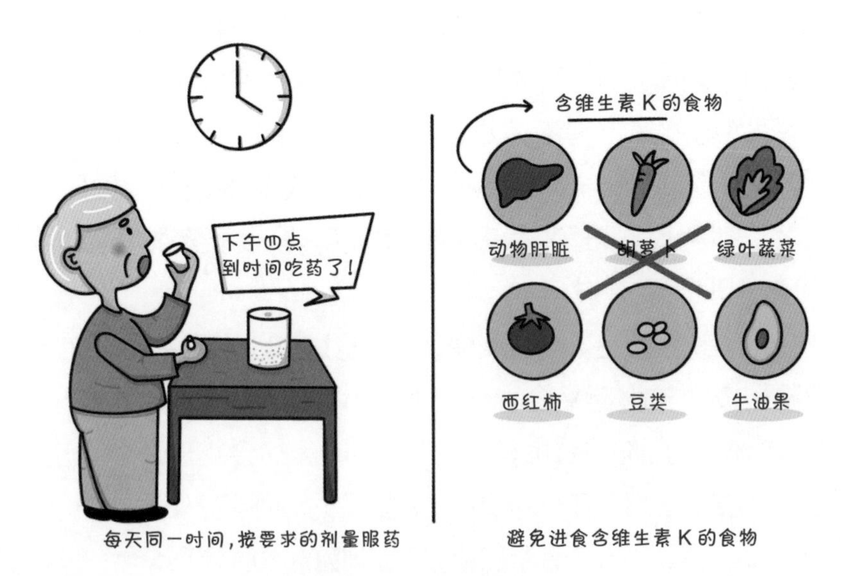
下午四点
到时间吃药了！
每天同一时间，按要求的剂量服药
含维生素 K 的食物
动物肝脏
胡萝卜
绿叶蔬菜
西红柿
豆类
牛油果
避免进食含维生素 K 的食物

口服抗凝药物注意事项 1

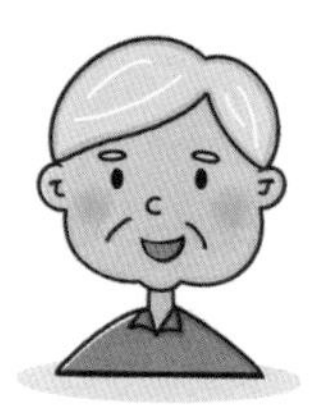
那么日常生活中，还需要注意什么？

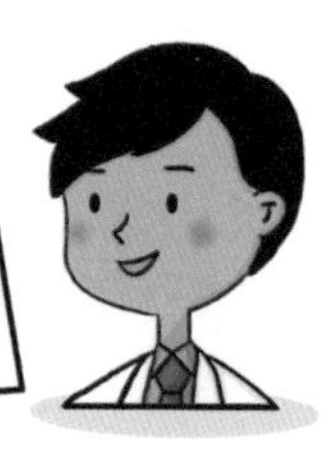
戒烟戒酒，留意出血相关情况，使用软毛牙刷，电动剃须刀代替刮胡刀，避免过度劳累和剧烈活动，如果有手术计划或拔牙等，请告诉医生服药情况

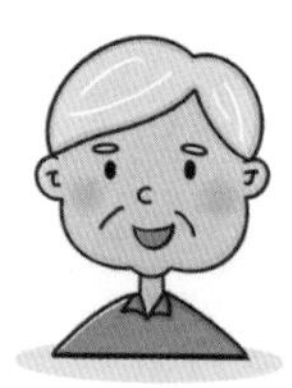
要是不小心忘记吃药，能在下一次补上吗？

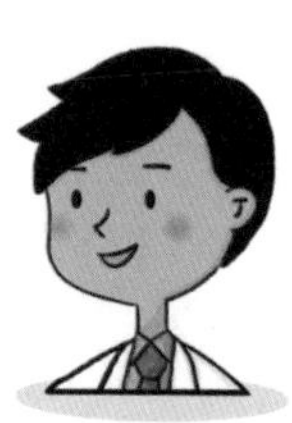
如果错过时间，应尽快在当天补服，不能一次吃双倍剂量，具体事宜还需要咨询医生

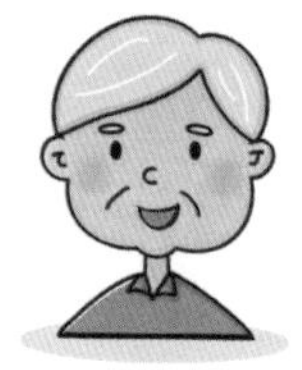
是不是没有症状就不需要吃药了？

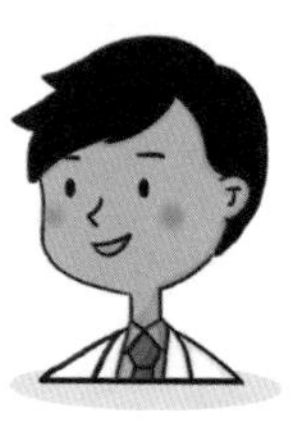
服药期间，需要按时复查血凝常规，不能私自更改剂量或停药

口服抗凝药物注意事项 2

(二)支气管哮喘的照护要点

“甜蜜蜜,你笑得甜蜜蜜……”一代歌后邓丽君香消玉殒,把哮喘这个疾病推进了大众视野。人们惋惜巨星陨落,同样也惊愕于哮喘的致命性,这个“最熟悉的陌生人”真的这么可怕吗?

1. 带您认识哮喘

开始是一声咳嗽或是一阵喘息,很快觉得胸口发紧,喘不过气——这就是哮喘,是一种因为过敏原或非过敏原等因素,导致支气管痉挛、管壁发炎水肿、痰液栓塞,造成支气管可逆性阻塞,从而引发一系列临床表现的慢性呼吸道疾病。目前全球老年人哮喘患病率为4.5% ~ 12.7%,老年人哮喘总体死亡风险是年轻人 5 倍以上。

全球约20% 成年患者因不恰当饮食而诱发或加重哮喘,以蛋奶、海鲜最为常见。此外,花粉、灰尘、尘螨、猫狗等动物皮屑、霉菌、蟑螂等昆虫排泄物、煤气、沼气、冷空气、空气污染、呼吸道感染、气温突变、空气湿度太高或太低、气压低、某些药物、精神紧张、恐惧、焦虑、过度运动等都可能诱发哮喘。

由于哮喘是世界公认的医学难题,不能根治,被世界卫生组织列为“四大顽疾”之一。目前针对哮喘采取的所有治疗手段,其目的都是达到一种理想控制状态,即没有哮喘症状,肺功能接近正常,日常活动不受限制。然而,我国 3000 万哮喘患者中,约 70% 都达不到这种状态,严重影响生活质量,到底如何才能控制哮喘呢?

小贴士

“四大顽疾”包括:支气管哮喘、糖尿病、艾滋病、脑血管病。

2. 如何辨识哮喘前兆

眼睛鼻子发痒、流清鼻涕、鼻塞、打喷嚏，继而出现咳嗽，紧接着胸闷、气喘，这就是支气管哮喘发作“三部曲”。

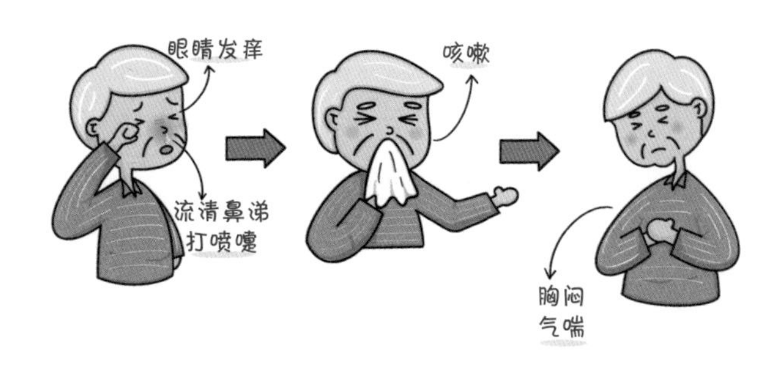

哮喘发作“三部曲”

哮喘先兆症状出现后及时、有效地进行防治，对预防控制哮喘急性发作有重要意义。但是并非每个人、每一次哮喘发作都有明显的先兆症状，而且先兆症状的表现也是多种多样，因此哮喘患者本人应总结自己哮喘发作规律，记录哮喘日记是很好的办法。

3. 哮喘日记记录方法

患者需要准备一个峰流速仪（在一般的医疗器械店或者药店均可买到，购买时请注意区分儿童用和成年人用），打开峰流速仪包装盒，里面会有一张画着蓝色表格的记录纸，把它当作模板多复印几份，将复印件装订成册，以后就在这个装订好的册子上记录以下内容：

环境情况：记录包括当天气温、气压、饮食、运动、生活环境和工作等情况。

症状和发病情况：详细记录下每天的主观感觉，症状发作时的自觉诱因等，以方便医生在您下次就诊时判断病情变化情况，合理调整用药。

峰流速值：该值主要反映患者呼出气体受限制的程度。每天早晚固定时间内各测定1次。另外每当主观感到难受，准备使用支气管扩张药物时，在用药前先测定峰流速值，用药15分钟后再次测定并记录。测试方法是用最大爆发力对着仪器吹气，每次测试可先后吹3下，取最好值。

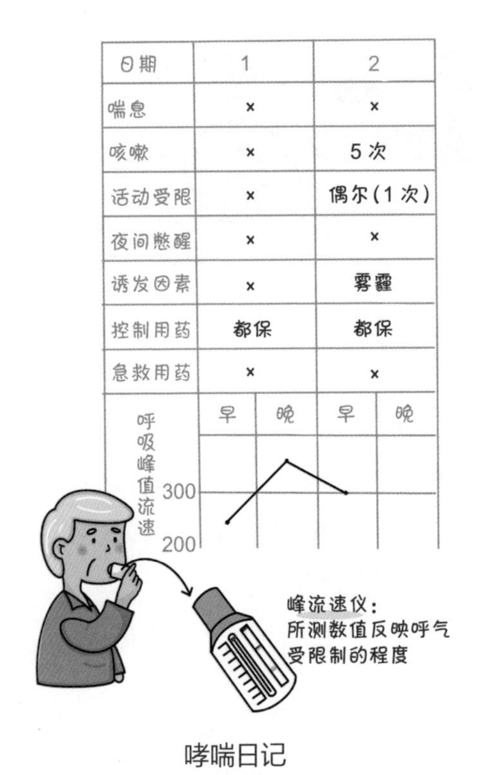

日期	1		2	
喘息	×		×	
咳嗽	×		5次	
活动受限	×		偶尔(1次)	
夜间憋醒	×		×	
诱发因素	×		雾霾	
控制用药	都保		都保	
急救用药	×		×	
呼吸峰值流速	早	晚	早	晚

哮喘日记

用药情况：如正在治疗期间，或因主观感到难受如憋气、喘息而临时用药，可在记录纸对应日期下方记录当日所用药物，包括名称、剂量和使用频次。

4. 哮喘患者饮食原则

老年慢性支气管哮喘患者需要在日常饮食中食用含有高水平蛋白质、维生素和热量的食物，从而提高免疫力并降低感染发生率。

(1)宜吃温热、清淡、富含营养和维生素食物，多吃新鲜果蔬，如梨、柑橘、枇杷等。

(2)避免刺激性食物和产气食物如辣椒、花椒、芥末、蜂王浆等，目前已证实蜂王浆可引起一些患者哮喘急性发作。

(3)哮喘急性发作期，胃肠功能减弱，应当少食多餐，减轻胃肠负担。

(4)戒烟限酒。烟草及酒精均为刺激因素，易诱发或加重哮喘。

(5)常见可能引起哮喘发作的药物有阿司匹林、布洛芬、新斯的明等。

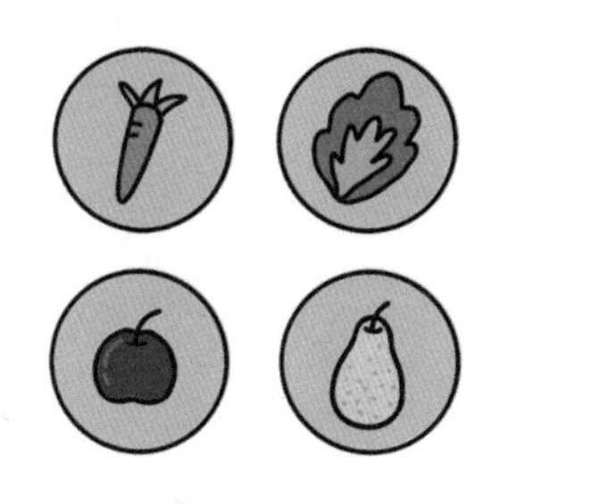
食用含有高水平蛋白质、维生素和热量的食物 ①

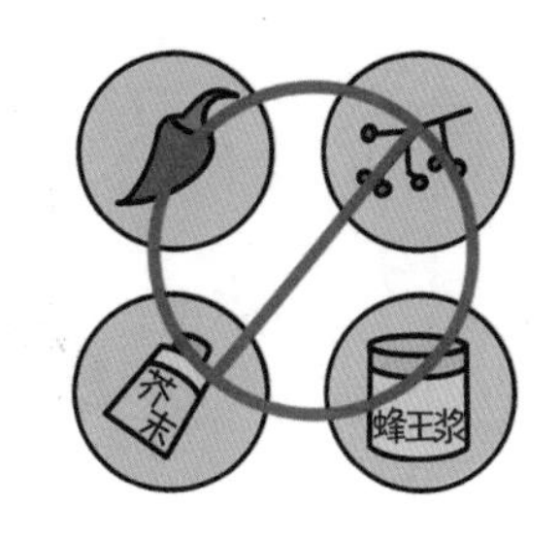

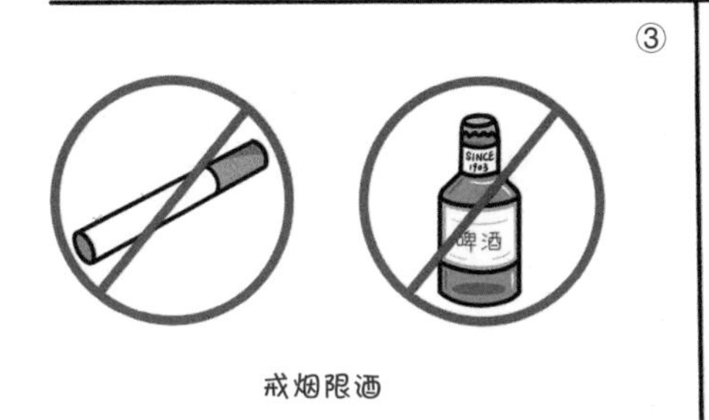
③
啤酒
戒烟限酒

④ 阿司匹林

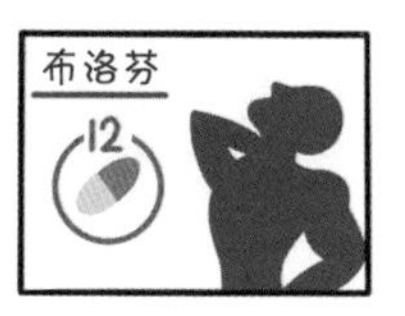
布洛芬
12

常见的可能引起哮喘发作的药物有：阿司匹林、布洛芬、新斯的明等

饮食方面注意事项

5. 哮喘患者外出活动注意事项

季节交替外出需注意防寒保暖，预防上呼吸道感染，并且一定要随身携带缓解药物。

（1）在寒冷干燥季节要避免外出运动。因为运动时大量气流或干冷空气刺激容易诱发哮喘。

（2）在花粉季节外出运动，应佩戴防雾霾口罩，并且避开清晨 5 点到上午 10 点——花粉浓度较高的时段。

（3）运动时间控制在一小时以内，以散步、游泳、打太极拳等缓和有氧运动为宜。运动时要及时补充水分，感到不适时及时终止。

（4）哮喘患者家里、车里、工作区域，最好都放上一瓶缓解药物备用，一旦出现哮喘前兆，可及时进行简单的自我处理。

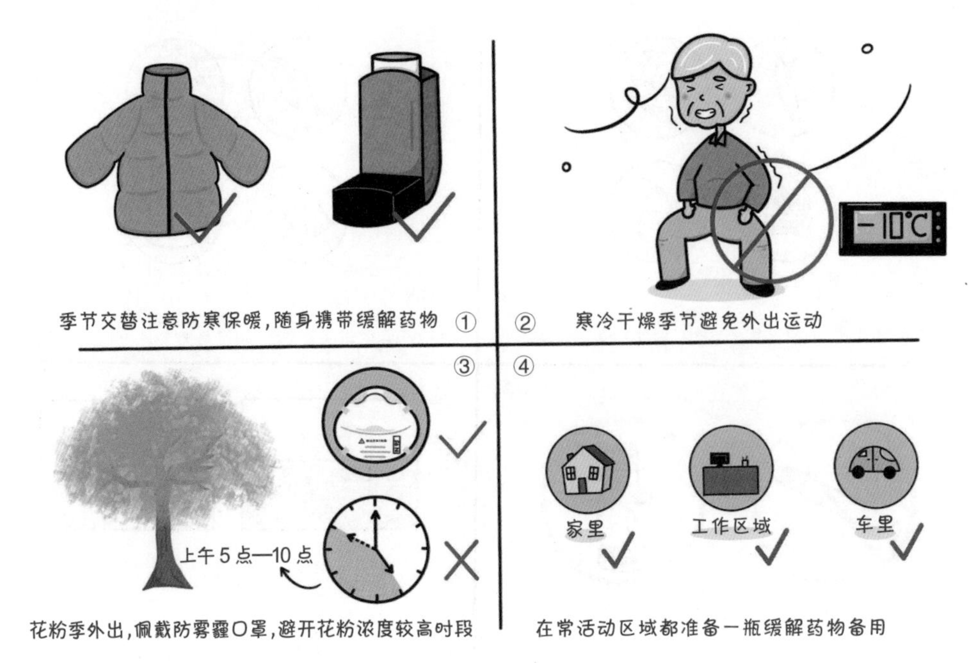
季节交替注意防寒保暖，随身携带缓解药物 ①
② 寒冷干燥季节避免外出运动
-10℃
③
上午5点—10点
花粉季外出，佩戴防雾霾口罩，避开花粉浓度较高时段
④
家里
工作区域
车里
在常活动区域都准备一瓶缓解药物备用

外出活动注意事项

6. 哮喘患者居家环境要求

既然外面“险象环生”，还不如躲在室内安全，因此改善室内环境对预防哮喘发作十分重要。

（1）室内保持清洁、通风。每天开窗通风 2 ~ 3 次，每次 15 ~ 30 分钟。如果室外空气质量不佳或在花粉季节，可以借助空气净化器。

（2）室内尽量不要放置花卉。

（3）减少尘螨吸入。室内不用地毯，尤其是卧室，床上用品每周用 60 摄氏度热水清洗，洗后置于太阳下晒干。在花粉季节，晾晒被单、衣物最好在室内，不要让这些贴身布品沾满花粉。

（4）不饲养宠物，避免吸入动物皮屑、毛发等。避免使用羽绒被、羽绒枕头等。

（5）减少真菌吸入。定期打扫去除各种杂物，尤其是易发霉或已发霉的物品，打扫除尘时注意戴口罩。

（6）避免烟雾吸入。避免在有吸烟者的室内停留，避免在室内使用煤油炉及燃木取暖炉。

（7）减少刺激性气体吸入。不要进入正在或刚刚装修的房间，避免使用香水或有刺激气味的化妆品等，做饭时打开窗户或使用抽油烟机，减少室内油烟。

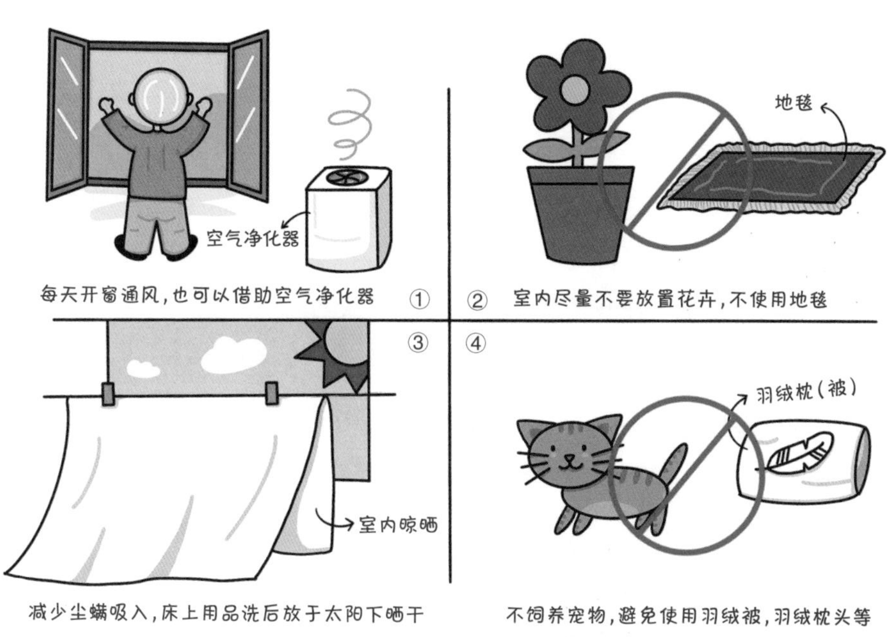

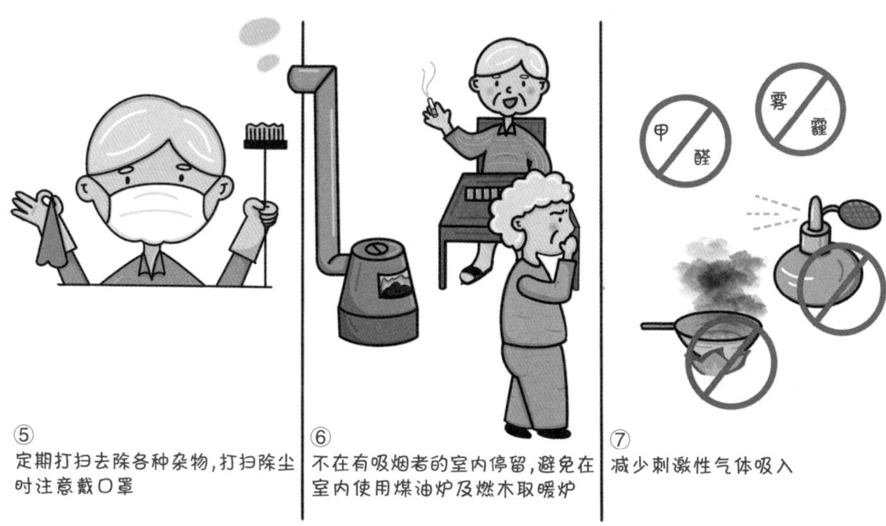
甲
醛
雾
霾
⑤
定期打扫去除各种杂物，打扫除尘时注意戴口罩
⑥
不在有吸烟者的室内停留，避免在室内使用煤油炉及燃木取暖炉
⑦
减少刺激性气体吸入

室内注意事项

7. 老年哮喘患者心理照护要点

经研究发现，一些治疗哮喘的药物可引起心理或情绪改变，例如茶碱类药物有轻度中枢神经系统兴奋作用；口服较大剂量糖皮质激素可发生情感障碍；服用抗组胺类药物会引起嗜睡、抑郁等。而哮喘发作时出现的胸闷、咳嗽和呼吸困难等症状也可直接影响患者心理状态，使其产生紧张感和恐惧感。再加上书刊和影视剧中的夸张渲染，以及社会活动减少和社会角色变化，更易产生悲观失望等不良情绪，对治疗丧失信心。

这种因疾病造成的精神紧张、心理压力增大、情绪剧烈变化或波动又可以成为哮喘发作诱因。因此，哮喘患者要保持心情舒畅，正确对待所患疾病，遵循治疗依从性，以积极乐观态度配合医生的治疗方案，使哮喘达到良好或者完全控制症状的目标。

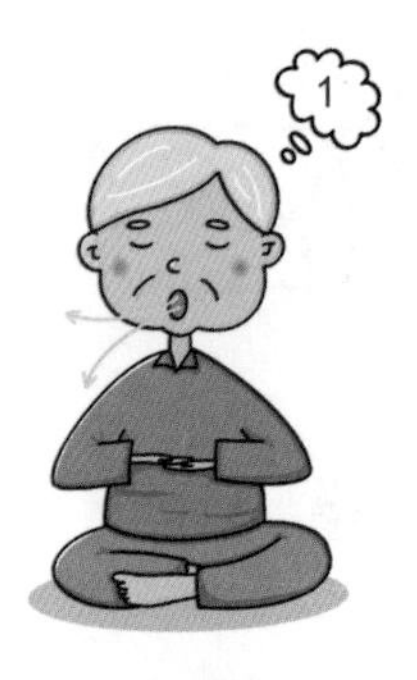

呼气默诵“1”

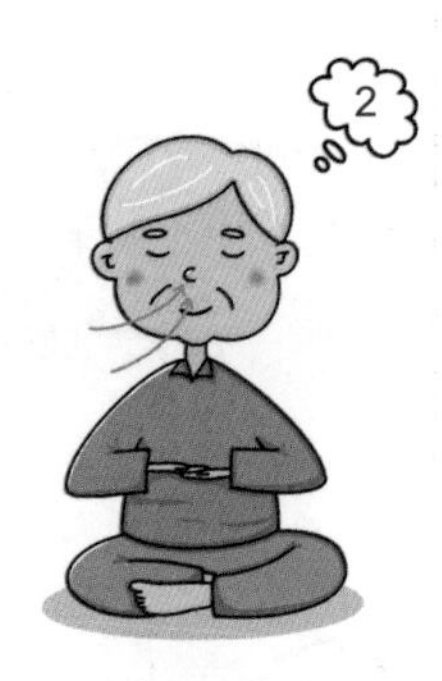

吸气默诵“2”

放松训练

哮喘患者可以通过放松训练，缓解和消除抑郁及恐惧等不良心理。患者呈舒适姿势，闭目养神，将全身肌肉进行放松，经鼻呼吸，在呼气时默诵“1”，吸气时默诵“2”，持续 3 ~ 5 分钟，然后安静地坐数分钟。

此外，患者本人要学会表达自己内心的各种心理诉求，而家人要认真倾听患者内心深处的焦虑与恐惧，把握患者真实想法，积极鼓励患者，增强提升战胜疾病的信心。

8. 如何带“喘”生活

每个哮喘患者的过敏原可能不完全相同。像老年哮喘患者急性发作，多是因为受到感染因素的影响。为了弄清楚过敏原，可以去医院通过过敏试验确定，也可以通过哮喘日记和医生一起找出过敏原或诱发因素，牢记心中并尽量回避这些因素。

哮喘的气道炎症长期存在，即使平时不喘，也需要使用药物抑制气道炎症。激素是最有效的控制气道炎症药物，使用吸入剂是首选用药途径。

9. 压力定量气雾吸入器使用方法

压力定量气雾吸入器，包括万托林气雾剂、喘康速气雾剂、爱全乐气雾剂、普米克气雾剂等。使用方法为：

（1）移去套口的盖，使用前轻摇贮药罐 5 ~ 10 秒使之混匀。

（2）头略后仰并缓慢地呼气，尽可能呼出肺内空气。

（3）将吸入器吸口紧紧含在口中，屏住呼吸，确保牙齿分开，舌头移开，使气道通畅无阻，对准喉咙后方，按下药罐顶部使药物释出，同时缓慢地经口深吸气，持续 3 ~ 5 秒。

（4）尽量屏住呼吸 5 ~ 10 秒钟，使药物充分分布到下气道，以达到良好的治疗效果。

（5）如果需要第二次用药，需要与上一次间隔 30 秒，再重复这个过程。

（6）将盖子套回喷口上。

（7）用清水漱口，不要把水咽下去，防止因药物残留在口腔内而导致过量用药。

10. 都保使用方法

都保是储存剂量型涡流式干粉吸入器的俗称，是干粉吸入器的一种，包括普米克都保、信必可都保等。

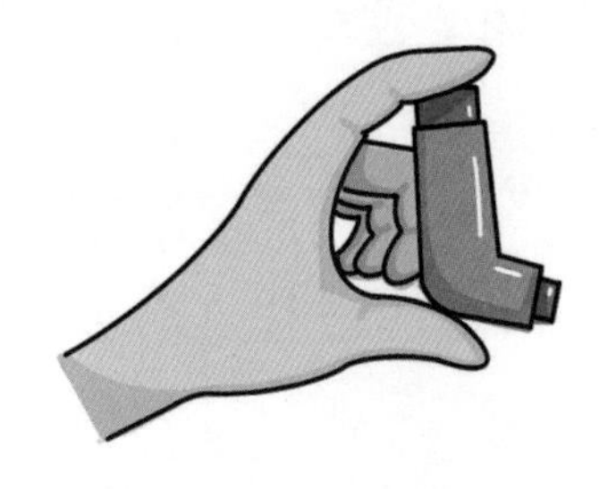

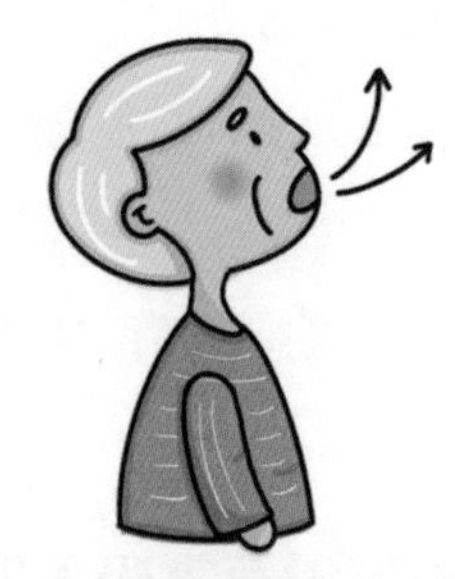
② 头略后仰并缓慢地呼气，尽可能呼出肺内空气

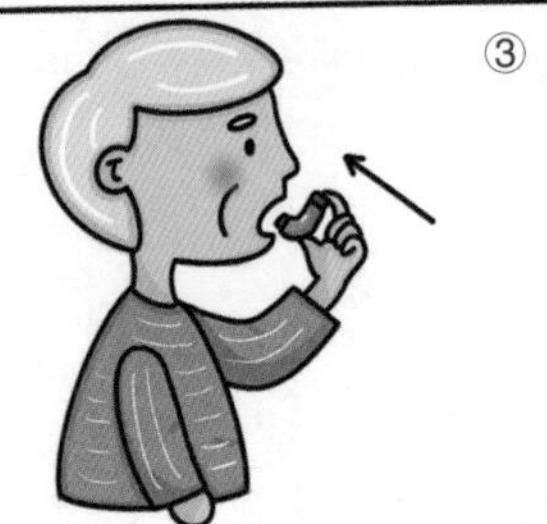
③
含住吸口，屏住呼吸，牙齿分开，舌头移开，对准喉咙后方，按下药罐顶部，使药物释出，同时缓慢地经口深吸气，持续 3~5 秒

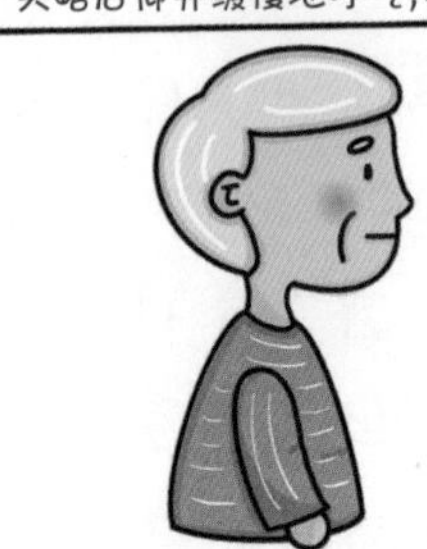
④
尽量屏住呼吸 5~10 秒，使药物充分进入下气道，以达到良好的治疗效果，用清水漱口，不要把水咽下

压力定量气雾吸入器使用方法

旋转并移去瓶盖，检查剂量指示窗，看是否还有足够剂量的药物。

（1）一手拿都保，另一手握住底盖，先向右转到底再向左转到底，听到“咔”一声，即完成一次剂量的充填。

（2）吸入之前，先对外缓慢呼气，直到不能再呼出为止（此时不要对着吸嘴吹气），双唇包住吸嘴，并用力深吸气，然后从嘴部移开，继续屏气 5 ~ 10 秒后恢复正常呼吸。

（3）用干净纸巾擦拭吸嘴，盖紧瓶盖。10 分钟后漱口。

11. 准纳器使用方法

准纳器是另一种干粉吸入器。

（1）一手握住准纳器外壳，另一手拇指向外推动准纳器滑动杆直至发出“咔”一声，表明准纳器已做好吸药准备。

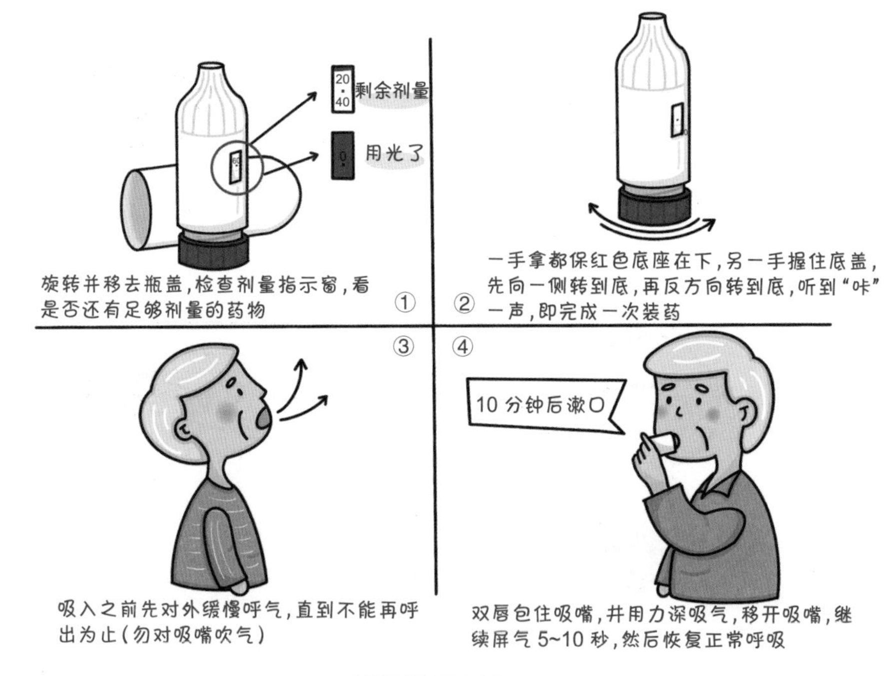

20
40
剩余剂量
0
用光了
旋转并移去瓶盖，检查剂量指示窗，看是否还有足够剂量的药物
①
②
一手拿都保红色底座在下，另一手握住底盖，先向一侧转到底，再反方向转到底，听到“咔”一声，即完成一次装药
③
④
10分钟后漱口
吸入之前先对外缓慢呼气，直到不能再呼出为止（勿对吸嘴吹气）
双唇包住吸嘴，并用力深吸气，移开吸嘴，继续屏气5~10秒，然后恢复正常呼吸

都保使用方法

（2）握住准纳器并使其远离嘴，在保证平稳呼吸前提下，尽量呼气。

（3）将吸嘴放入口中，深深地平稳地吸气，将药物吸入口中，屏气约10秒钟。

（4）拿出准纳器，缓慢恢复呼气，关闭准拿起（听到咔哒声表示关闭）。

（5）干粉吸入器需要放置在阴凉、干燥的地方，防止干粉药物结块。

长期规范治疗是控制哮喘的重中之重。许多老年人因为担心吸入激素有副作用，就只在发病时用药，不发病就停药，如此用用停停，只会让病情越来越严重。一定要按照医生意见，坚持规律使用控制药物。只要做到科学预防、坚持用药，就能“哮”对人生！

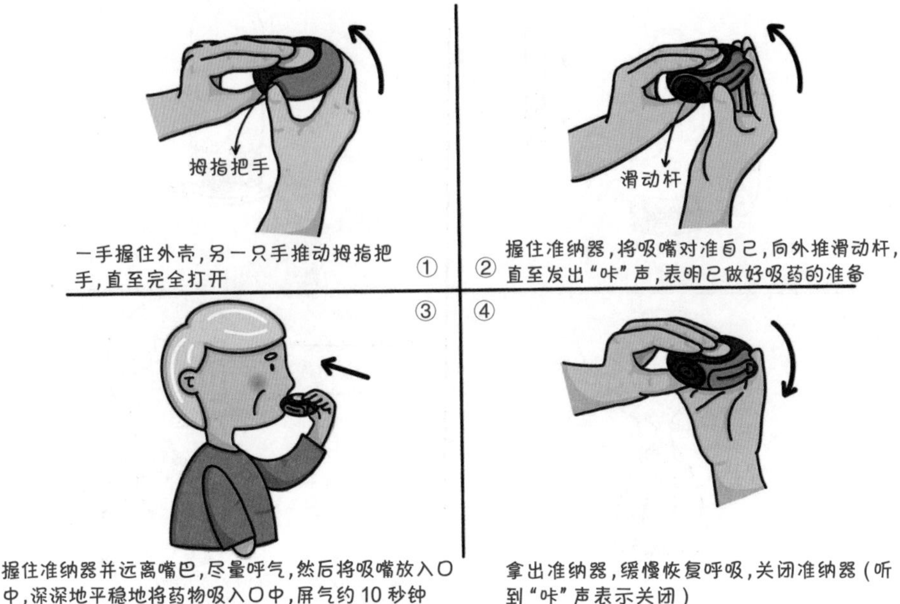

拇指把手
滑动杆
一手握住外壳，另一只手推动拇指把手，直至完全打开
①
②
握住准纳器，将吸嘴对准自己，向外推滑动杆，直至发出“咔”声，表明已做好吸药的准备
③
④
握住准纳器并远离嘴巴，尽量呼气，然后将吸嘴放入口中，深深地平稳地将药物吸入口中，屏气约 10 秒钟
拿出准纳器，缓慢恢复呼吸，关闭准纳器（听到“咔”声表示关闭）

准纳器使用方法

（三）细说支气管扩张的照护要点

《红楼梦》中林黛玉第一次咯血，吓坏了伺候她的小丫鬟，也让大众开始探究林妹妹咯血的原因。目前各路学者众说纷纭，呼声最高的是肺结核。如果单纯从医学的角度分析，导致咯血的疾病不仅仅有肺结核，还有肺癌、肺炎及支气管扩张等，前三位大家都不陌生，而支气管扩张一直不被大家熟知，下面让我们来一探究竟。

1. 什么是支气管扩张

支气管扩张顾名思义，就是支气管变形及持久扩张。主要致病因素为支气管感染、阻塞和牵拉。典型症状有慢性咳嗽、咳大量脓痰和反复咯血。患者多有麻疹、百日咳、支气管肺炎或肺结核等病史。部分患者有先天遗传因素。

支气管扩张并不可怕，一般经过常规治疗，如抗感染、清除过多分泌物、提高免疫力等方法均能得到有效控制。但支气管扩张导致的咯血，却要引起重视，如果处理不当会延误治疗导致死亡。

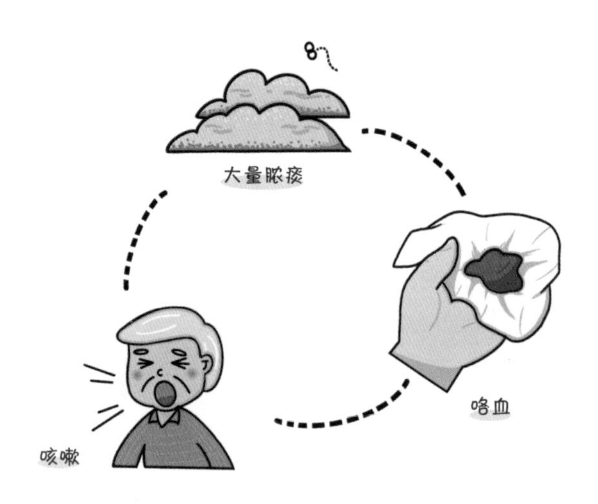

支气管扩张特征性表现

2. 支气管扩张为什么会咯血

支气管扩张最常见原因是感染和支气管阻塞。简单来说它们两者的关系，就是感染会造成阻塞，而阻塞又会加重感染，两者互相影响。这样反复感染，周围血管直接连通，形成血管吻合，有些甚至会形成血管瘤，在压力较高时会发生破裂，造成咯血。麻疹、百日咳、支气管肺炎及肺结核等急、慢性呼吸道感染得不到很好控制，可继发支气管扩张。

3. 如何处理咯血

部分支气管扩张患者会出现不同程度咯血，从痰中带血到大量咯血，咯血量差异较大，程度不等。

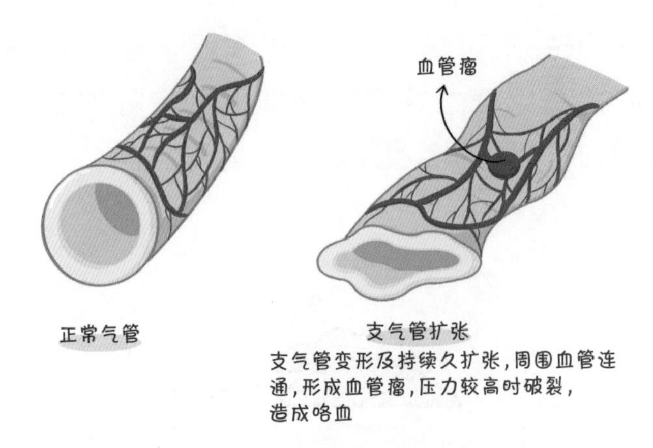

支气管扩张气管改变

咯血，确实是容易让人心生惶恐的症状，尤其加上影视剧中动辄就口吐鲜血的场景，使得大部分老年人在发现自己咯血时，都会不知所措，担心有生命危险。其实，咯血时只要学会应对措施，就可以化险为夷。

若第一次出现咯血，无论是痰中带血丝还是血痰，建议尽快就医，千万不要忽视。因为任何小量咯血都有发展成大咯血的可能。虽然大咯血并不多见，但如果出血阻塞气道，则可能导致窒息。

当出现大咯血时，关键是保持呼吸道通畅，保持镇静，立即平卧，头偏向一侧，必要时找人帮忙用手去除口中的血块，并轻拍背部促进气道内血液排出，另外，最重要的是拨打 120 急救电话！

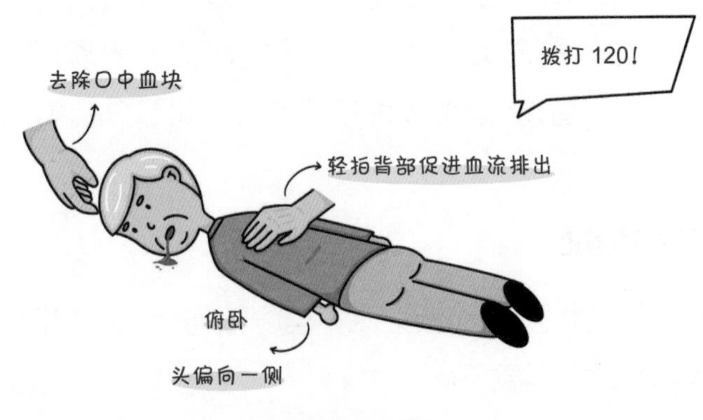

如何处理大咯血

4. 支气管扩张为什么痰液增多

正常人呼吸道每天大约分泌 100 毫升黏液，以保持呼吸道湿润。当呼吸道受到细菌、病毒、刺激性气体等各种外来因素刺激，就会导致黏液腺分泌增多，痰液增多。支气管扩张患者由于支气管管壁纤维性重构，管腔持续性扩张变化，导致脓性分泌物滞留。同时细小支气管分支因炎症结痂而闭塞，使肺泡屏障和弹性下降，痰液不易排出。局部支气管扩张、近端支气管堵塞以及痰液滞留导致呼吸道反复感染，感染刺激又会增加痰液产生，如此恶性循环使得支气管扩张患者痰液增多。患者咳痰常为大量黄绿色脓痰，有时一天痰量达数百毫升，并伴有腥臭味。

5. 支气管扩张患者如何有效排痰

支气管扩张患者的痰液集聚在气道内，可引起感染及影响抗生素治疗效果。大量浓痰可堵塞气道，导致呼吸困难或窒息。因此，排痰是支气管扩张患者及家属要学会的技能之一。

（1）痰液稀薄不黏稠是促进有效排痰的基础。每天少量多次饮水至少 1500 毫升以上。如果患者有心脏功能异常如心力衰竭、下肢水肿等表现，饮水量以尿量为依据，也就是说尿得多就可以喝得多，以防造成心肺负担。

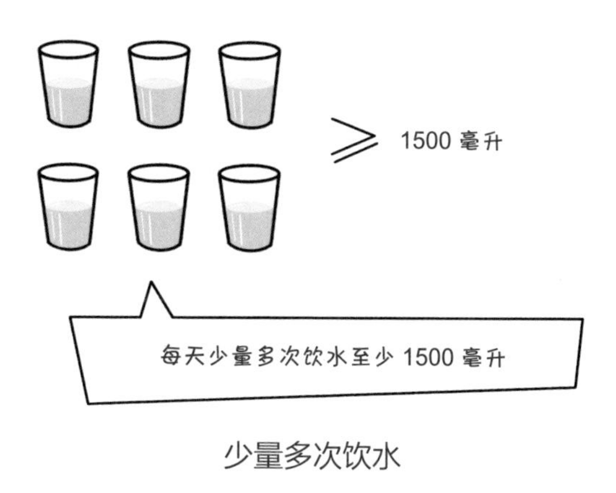

少量多次饮水

（2）如果通过饮水等方式痰液也不能变稀薄，雾化吸入是稀释、祛除痰液的有效治疗方法，在后面相关内容会向您详细讲述雾化器选择和使用方法。

（3）通过外力对肺部叩击振动可促进痰液松动利于排痰。选择舒适卧位或坐位，家属将手五指并拢且屈曲成勺状，放至胸廓肺部下叶进行叩击，由下而上，由外而内，持续移动，频率为 4 ~ 6 次 / 秒，时间 10 ~ 15 分钟 / 次。叩背在雾化吸入治疗后进行效果会更好。

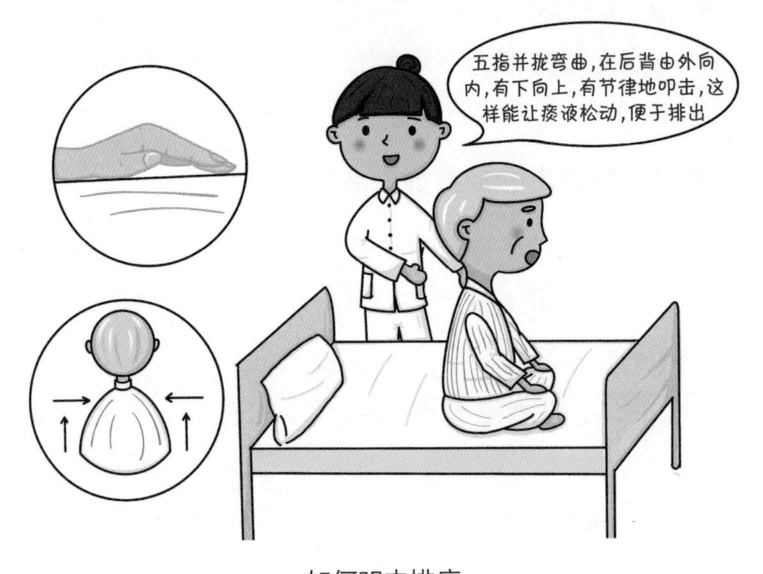

如何叩击排痰

（4）鼓励患者咳痰，协助患者采取舒适体位，指导其进行有效的咳嗽。先行 5 ~ 6 次深呼吸，然后于深吸气末保持张口状，连续咳嗽数次使痰液到达咽喉附近，再用力咳嗽将痰液排出。照护者仔细观察并记录患者咳嗽，咳痰量、气味、颜色和黏稠度与体位的关系，便于就医时为医生提供诊断依据。

6. 雾化器的小玄机

在化痰治疗当中，雾化吸入是控制感染、稀化痰液、帮助祛痰等最简单有效的方法之一。根据工作原理分为超声波雾化器和喷射式雾化器。

超声波雾化器产生的气雾颗粒大，能够充分湿化气道，作用在口腔、喉部和上呼吸道，不能作用于下呼吸道。

喷射雾化器是高流量氧气通过细小管口形成高速气流，利用气流将药液雾化送入下呼吸道。产生的气雾分子小（5 微米以下），节省药物，而且还能够供氧，缓解缺氧症状。常用于支气管扩张、慢阻肺、肺炎等患者控制感染、稀化痰液、改善呼吸状态。

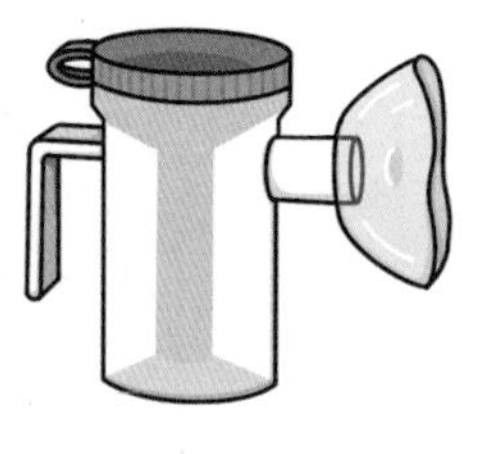
喷射式雾化器
气雾分子小(5微米)
药物可达下呼吸道
节省药物
同时提供氧气

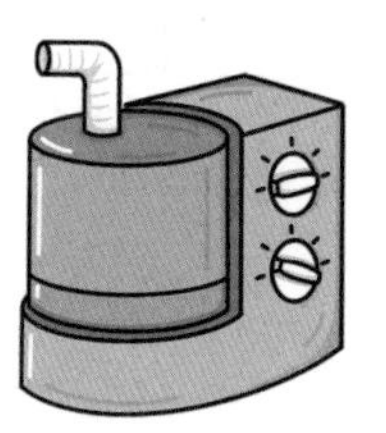
超声波雾化器
气雾颗粒大
药物作用于口腔、喉部和上呼吸道
不能同时提供氧气

雾化器分类

小贴士

（1）做雾化治疗半个小时之前，注意不要吃任何东西，水也要少喝。避免在雾化治疗过程中，因为药液进入呼吸道，刺激产生呕吐。

（2）做雾化时尽量学会做深呼吸，这样雾化治疗可以深入到身体内部，治疗效果更好。

(3) 雾化治疗可以采取坐位、半坐位等，避免因卧位导致药液倾洒流失，还比较容易造成呛咳。

(4) 雾化治疗做好之后需要及时洗脸、洗手、漱口，避免药物残留在面部和口腔内对身体产生不利影响。

(5) 雾化器使用之后一定要及时清洗，清洗之后进行晾干，要一人一套雾化器，不可以交叉使用，避免出现交叉感染。

(6) 雾化治疗过程中，注意观察呼吸情况，一旦出现异常，及时就医。

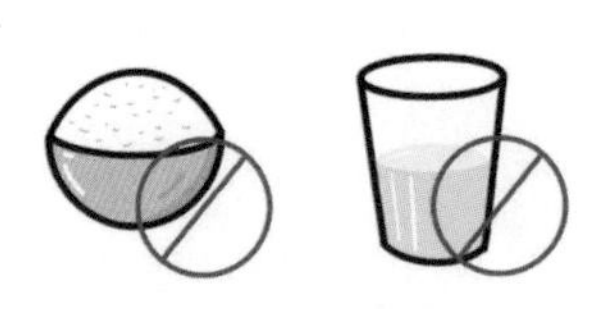

雾化治疗半小时之前，不要吃任何东西，喝水要少量，防止吸入药物引起呕吐 ①

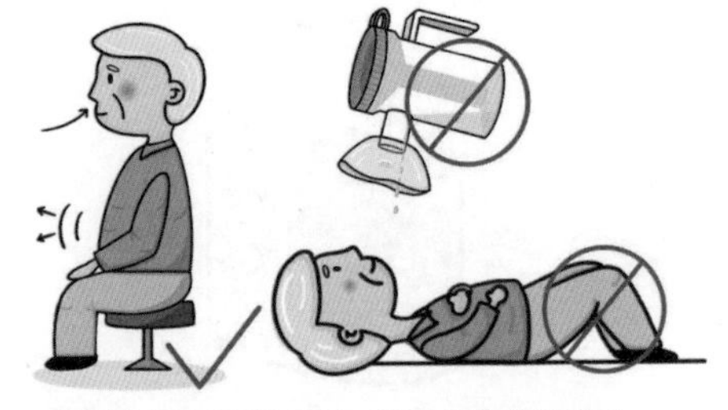

② 不要平躺，以免药液倾洒流失或造成呛咳

做雾化尽量用深呼吸，采取坐位或半坐位，

③

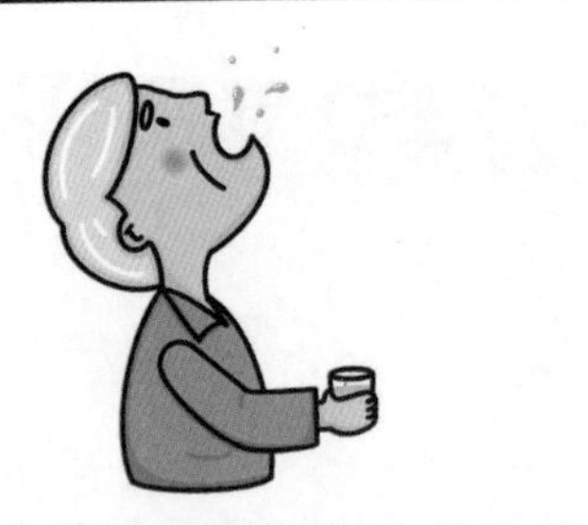

雾化治疗后，需要及时洗脸、洗手、漱口，避免药物残留在面部和口腔

④

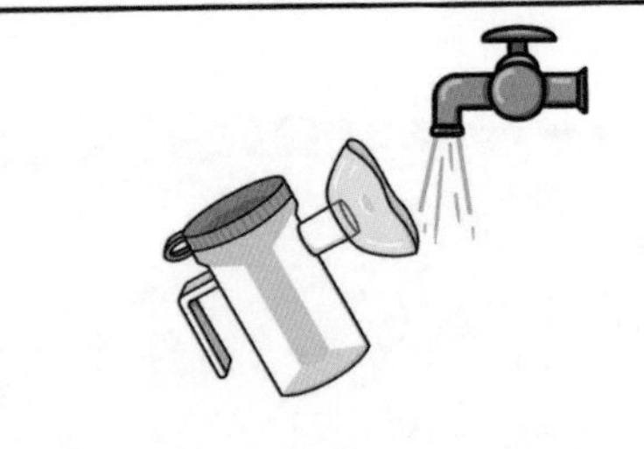

雾化器使用后要及时清洗，清洗后晾干，一人一套雾化器，不可以交叉使用，避免出现交叉感染

雾化注意事项

7. 对超级细菌说不

许多老年人，因为长年经受支气管扩张“折磨”，只要有一点风吹草动就草木皆兵。赶紧打开小药箱，止咳药、消炎药，每样来一点，有病治病，没病防身，殊不知这种做法只会加速超级细菌的到来。

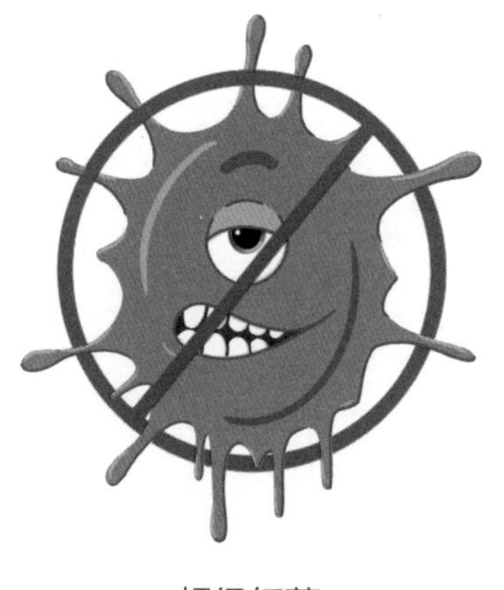

超级细菌

超级细菌的大名可能很多人都听说过。虽然细菌产生耐药性是生物进化的必然结果，然而，由于老年人用药存在误区，滥用、乱用抗生素，使抗生素效力下降，甚至失效，加速了这个过程。

8. 老年人常见抗生素使用误区

误区一：感冒就用抗生素

病毒或者细菌都可以引发感冒症状，而抗生素只对细菌引发的感冒症状有效。

其实，很多感冒都属于病毒性感冒。只能对症治疗，并没有特效药。因此，抗生素在这个时候没有用处，如果使用既是浪费也是滥用。

误区二：发热就用抗生素

首先要了解发热的原因，抗生素仅适用于由细菌和部分其他微生物引发的炎症性发热，对病毒性感冒、咽喉炎、腮腺炎、伤风、流感等病毒感染导致的发热无效。

另外，就算是细菌感染引发的发热也有不同的类型，不能盲目使用头孢类抗生素，最好还是在医生和药师指导下用药。

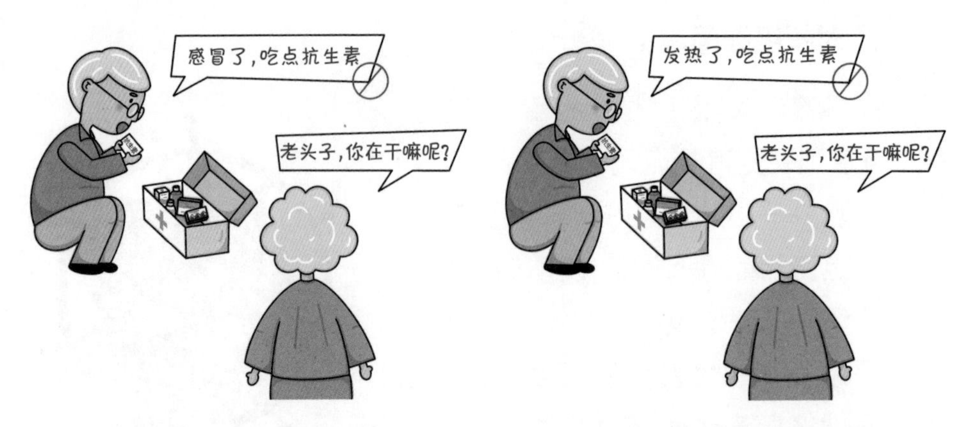
感冒了，吃点抗生素
老头子，你在干嘛呢？
发热了，吃点抗生素
老头子，你在干嘛呢？

误区一：感冒就用抗生素　　误区二：发热就用抗生素

误区三：频繁更换抗生素

使用抗生素需要按照药物疗效周期进行。如果使用某种抗生素疗效不好，首先应当考虑用药时间不足。频繁更换药物，会造成用药混乱，使细菌对多种药物产生耐药性。因此，抗生素使用必须经过医生或药师指导。

误区四：一旦有效就停药

前面我们提到，抗生素使用有疗效周期。即使已经见效也不能随意停药，这样容易使已经好转的病情因为残余细菌作怪而反弹。应该在医生指导下使用足够的周期。

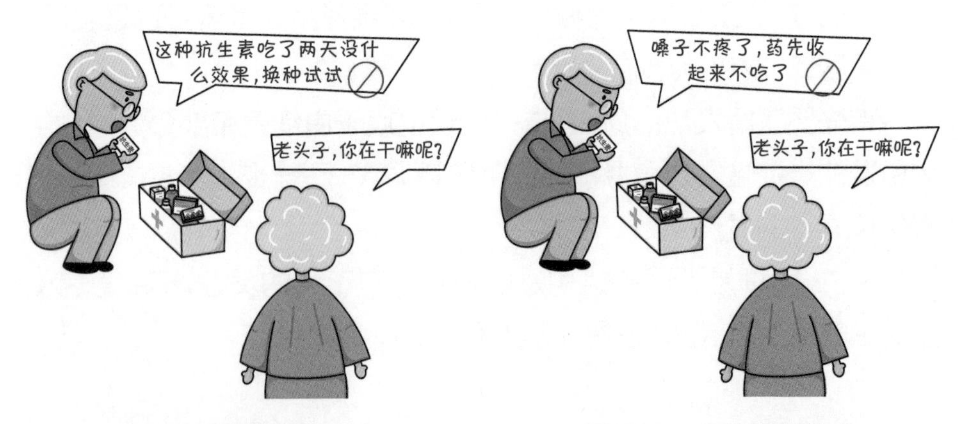
这种抗生素吃了两天没什么效果，换种试试
老头子，你在干嘛呢？
嗓子不疼了，药先收起来不吃了
老头子，你在干嘛呢？

误区三：频繁更换抗生素　　误区四：一旦有效就停药

误区五：抗生素就是消炎药

抗生素不直接针对炎症发挥作用，而是杀灭引发炎症的微生物。消炎药是针对炎症本身，比如阿司匹林等消炎镇痛药。

多数人认为抗生素是万能药，可以治疗一切炎症，其实不然。人体内存在大量正常有益菌群，如大肠杆菌等，如果滥用抗生素会影响人体内有益菌群，导致菌群失调，使抵抗力下降。

误区六：家庭药箱常备抗生素

一种抗生素不能包治百病。这次对疾病有效的抗生素，下次就不一定起作用了。因此，针对不同的感染需要使用不同的抗生素。抗生素的选择必须经过医生和药师指导。普通人群随意使用抗生素不仅难以对症下药，更容易耽误病情，还会增加细菌耐药机会。

由于长期反复肺部感染，支气管扩张患者服用抗生素的概率比正常人要高，产生耐药菌的概率也就更高。总而言之，身体不适找医生才是上策。

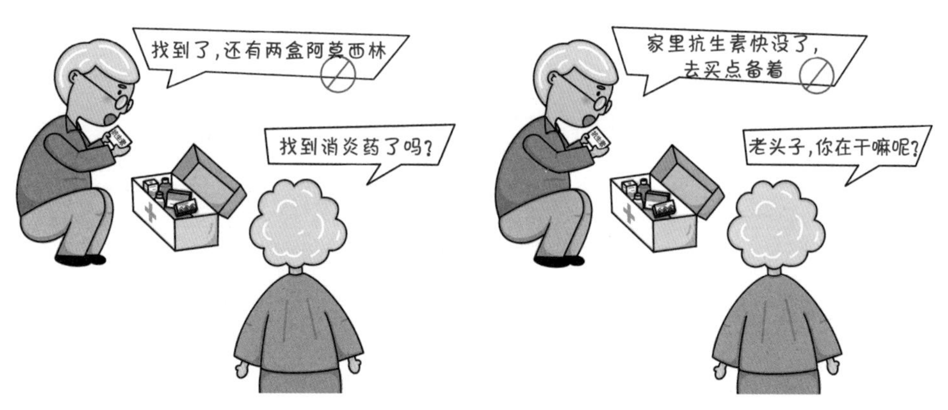

找到消炎药了吗？
找到了，还有两盒阿莫西林
老头子，你在干嘛呢？
家里抗生素快没了，
去买点备着

误区五：抗生素就是消炎药　　误区六：家庭药箱常备抗生素

（四）老年人避免误吸的照护要点

1. 为什么老年人容易发生误吸

老年人由于身体功能减退，神经反射功能渐趋迟钝，肌肉变形，咽及食管蠕动能力减弱。这些变化容易导致老年人吞咽功能障碍，可在进食、进水后发生误吸的意外情况。老年人一旦发生误吸可出现多种并发症，如吸入性肺炎、窒息，严重者可导致死亡，给老年人的生活质量与生命健康带来严重威胁。有学者报道，因老年人误吸所导致吸入性肺炎的死亡率高达 40% ~ 50%。

除了年龄的原因，导致误吸的危险因素还包括意识障碍、食物形态、进食体位、留置胃管以及一些疾病，如神经肌肉病变、颅脑损伤、咽喉部手术、慢阻肺、支气管哮喘等。

2. 如何判断自己的吞咽功能

可根据标准吞咽功能评定量表（SSA）进行检查。SSA 分为三个部分：

第一部分：临床检查，包括意识、头与躯干控制、呼吸、唇闭合、软腭运动、喉功能、咽反射和自主呼吸，总分为 8 ~ 23 分；

初步评价

项目	标准
意识水平	1= 清醒 2= 嗜睡，可唤醒并作出言语应答 3= 呼唤有反应，但闭目不语 4= 仅对疼痛刺激有反应
头部和躯干部控制	1= 能正常维持坐位平衡 2= 能维持坐位平衡但不能持久 3= 不能维持坐位平衡，但能部分控制头部平衡 4= 不能控制头部平衡
唇控制（唇闭合）	1= 正常　2= 异常
呼吸方式	1= 正常　2= 异常

续表

项目	标准
软腭运动	1= 正常　2= 不对称　3= 减弱或消失
喉功能	1= 正常　2= 减弱　3= 消失
咽反射	1= 正常　2= 缺乏
自主咳嗽	1= 正常　2= 减弱　3= 消失
合计	______分

第二部分：让老年人吞咽 5 毫升水 3 次，观察有无喉部运动、重复吞咽、吞咽时喘鸣及喉功能等情况，总分为 5 ~ 11 分；

喝一汤匙水（量约 5 毫升），重复 3 次

项目	标准
口角流水	1= 没有 /1 次　2= 大于 1 次
吞咽时有喉部运动	1= 有　2= 没有
重复吞咽	1= 没有 /1 次　2= 大于 1 次
吞咽时喘鸣	1= 有　2= 没有
吞咽后喉功能	1= 正常　2= 减弱或声音嘶哑　3= 发音不能
合计	______分

第三部分：如果上一部分中的 3 次吞咽有 2 次正常或 3 次完全正常，则进行第三部分，让老年人吞咽 60 毫升水，观察吞咽需要的时间、有无咳嗽等，总分为 5 ~ 12 分。

饮一杯水（量约 60 毫升）

项目	标准
能够全部喝完	1= 是　2= 否
吞咽中或后咳嗽	1= 无　2= 有
吞咽中或后喘鸣	1= 无　2= 有
吞咽后喉功能	1= 正常　2= 减弱或声音嘶哑　3= 发音不能
误咽是否存在	1= 无　2= 可能　3= 有
合计	______分

该量表三个部分得分总和最低分为 18 分，最高分为 46 分。分数越高，说明吞咽功能越差。在整个评定过程中任意一项发生异常，评估即终止，后续未评估项目的分值均以最高分计算。

3. 预防误吸的进食姿势

老年人进食时，最好定时、定量，能坐起来就不要躺着，能在餐桌上就不要在床边进食。对于不能独立坐的患者，一般至少使躯干 30 度仰卧、头部前屈。偏瘫侧肩部以枕垫起，喂食者位于患者健侧。该体位可利用重力使食物易于摄入和吞咽；颈部前屈可使颈前肌群放松，有利于吞咽，防止误吸。

进食后，不要立即躺下，保持此姿势至少半小时左右。

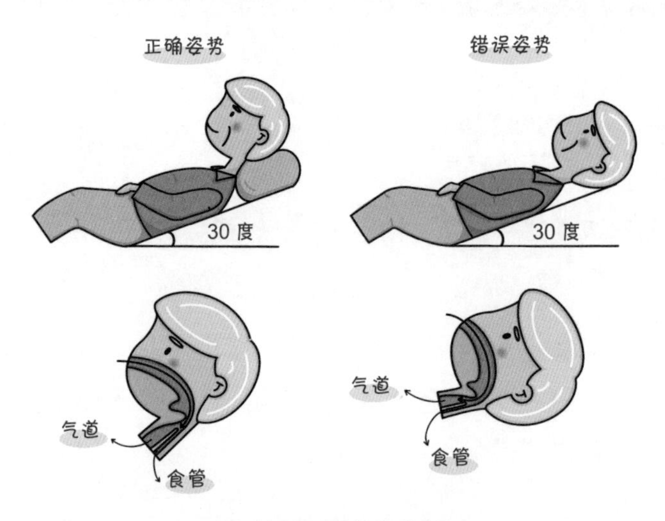

预防误吸的进食姿势

4. 避免误吸的进食方式

健康老年人进食提倡细嚼慢咽。吞咽功能不全老年人在喂食时需注意速度，喂下一口时确保上一口食物已经咽下，避免进食汤类流质（包括水）及干硬食物，可将食物做成糊状。

对反复发生误吸的老年人可以考虑经胃管内注入食物，进食前要检查鼻饲管位置是否正确，确定在胃内。并于每次注食前回抽灌注器，检查胃内残留液，保证残留液少于 100 毫升，如残留液多时应暂停进食。

鼻饲食物的量每餐不宜过多，每次不超过 200 毫升。注入速度不能过快，以 15 ~ 30 分钟喂完为宜。食物温度在 38 ~ 40 摄氏度较合适，以免冷热刺激而致胃痉挛造成呕吐。

对呼吸功能不全如咳嗽、多痰、喘息的老年人，进食前要鼓励充分咳痰，避免进食中咳嗽，导致误吸。

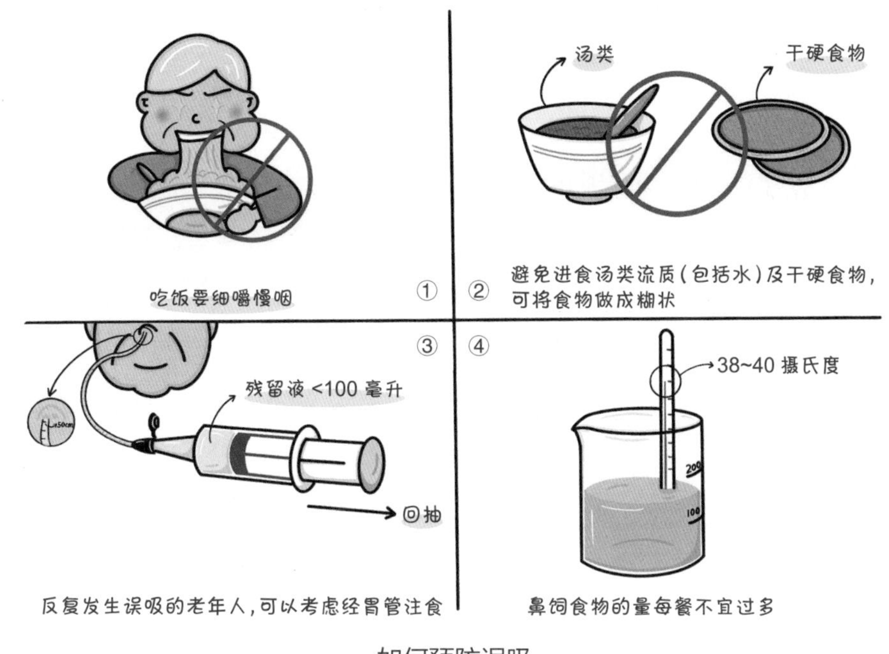

如何预防误吸

5. 吞咽功能的锻炼方法

有研究发现，吞咽功能锻炼能够有效降低老年人误吸发生率，具体操作方法如下：

（1）头颈控制训练：头颈稳定性直接影响口腔颜面部的运动功能，因此在床旁就应进行头颈控制训练。训练方法：身体朝前坐正，头部从正中开始，分别向前后、左右各方向做旋转运动和提肩、沉肩运动，每个动作持续 5 秒再回至正中位。

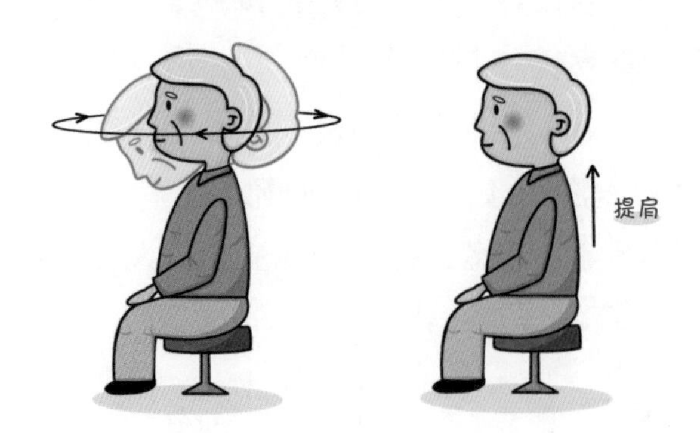

头颈控制训练

（2）口唇运动：利用单音单字进行训练，要求患者尽最大能力张口发“a- u -i”音，也可练习吹蜡烛、吹口哨、缩唇、微笑等动作促进唇运动。若患者口唇肌群无力时，用指尖或冰块叩击唇周、短暂的肌肉牵拉和按摩等可促进口唇肌肉运动。唇闭合力度训练，让患者在闭合的两唇之间放置一根冰糕棍，用两手指在冰糕棍两端向下压，口唇应尽量保持闭合状态；也可以将系线的纽扣置于口内，向外牵拉纽扣，患者闭唇尽量不让其脱出。在训练过程中应使患者口唇始终保持在正中位置。

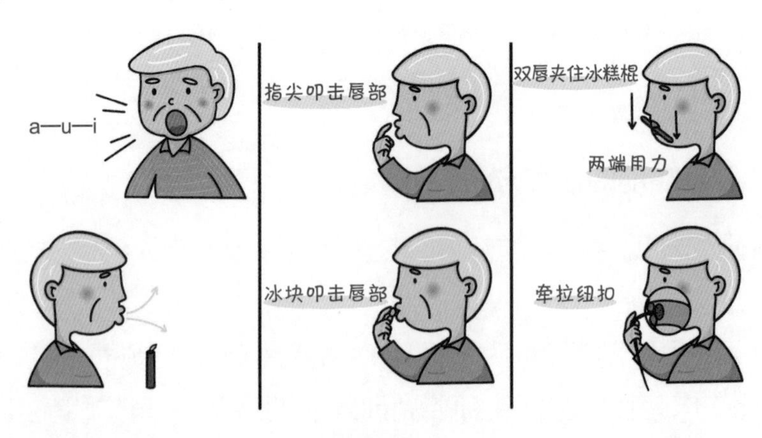

口唇运动

（3）颊肌运动：要求患者轻张口后闭上，然后做鼓腮动作，随后轻呼气；也可让患者作吸吮手指动作，借以收缩颊部及口轮匝肌增强肌力。每日 2 次，每次重复 5 遍。

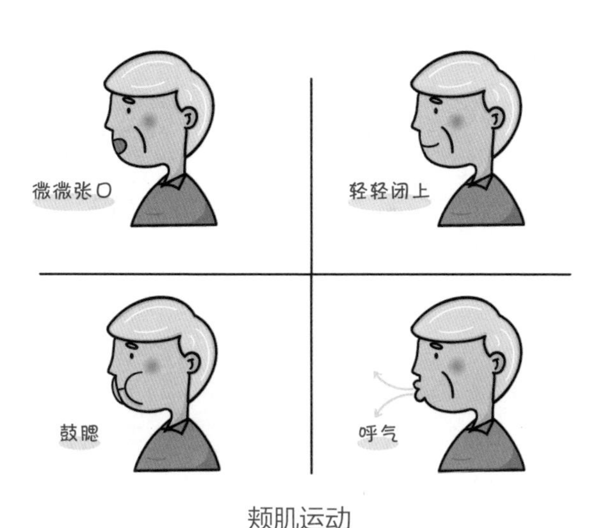

颊肌运动

（4）下颌运动及咀嚼训练：大多数老年人下颌运动幅度不充分，治疗者应辅助患者完成下颌张闭运动，同时做适度侧方运动。当咬肌张力低下时，可对其进行振动和轻拍刺激；而张力过高时可进行冷刺激按摩和牵伸疗法，使咬肌放松，并利用咀嚼动作促进下颌放松。

（5）舌体前伸；用纱布包裹患者舌体轻轻向前牵拉及左右摆动。若舌体可自主运动，应指导老年人面对镜子用舌尖尽量触及两侧唇角、弹舌、沿唇做环转运动等，均可增加患者舌体灵活性。

（6）软腭训练：指导患者发“ge-ge-ge”音；或让患者深吸气后，屏气 10 秒，接着从口中将气体呼出。

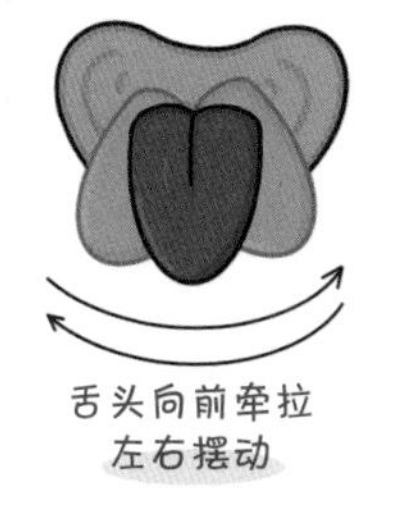

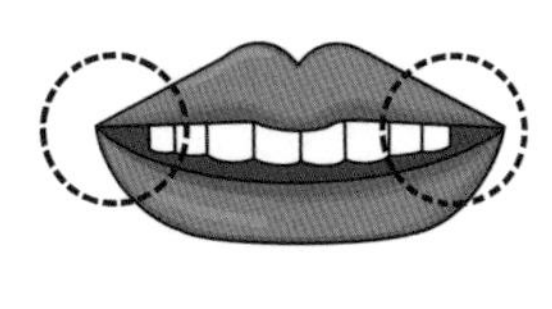

舌体运动训练

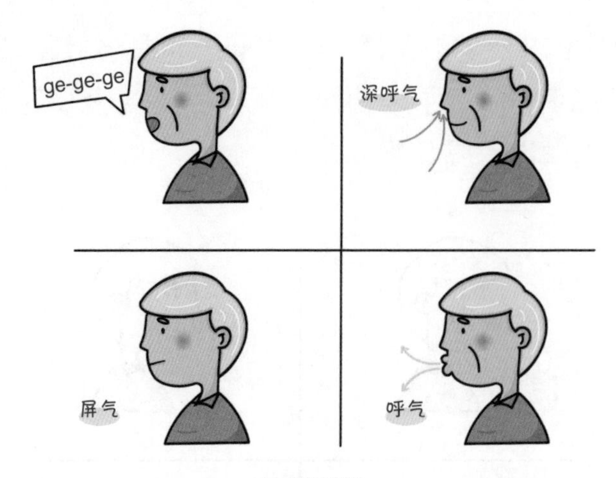

软腭训练

（7）喉部运动：喉上提训练方法是患者头前伸，使颌下肌伸展2～3秒，后在颌下施加压力，嘱患者低头，抬高舌背，即舌向上抵住硬腭或进行辅音发音训练。目的是改善喉入口闭合能力，扩大咽部空间，增加食管上括约肌开放的被动牵张力。

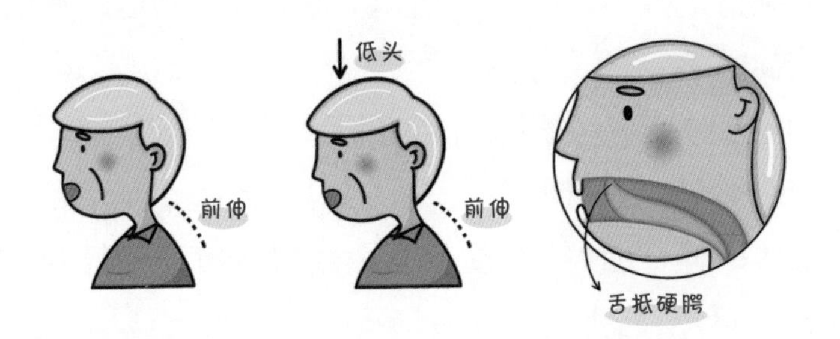

喉部运动

（8）口腔感知觉训练：指导患者用温水和冰水交替漱口进行冷热温度刺激，或给予不同味道食物如柠檬、糖等进行味觉刺激。

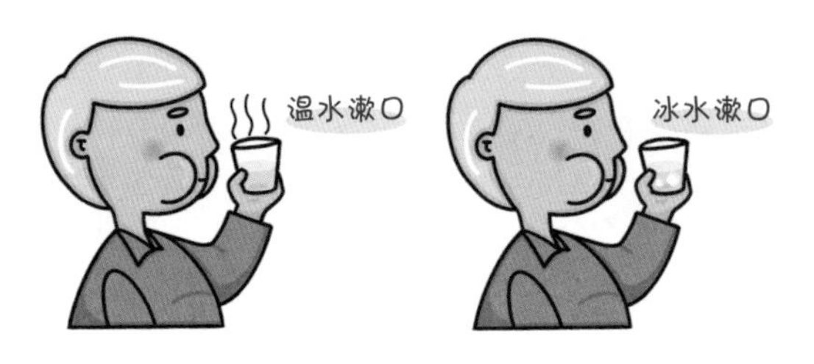

口腔知觉训练

(9)冰刺激:用头端呈球状的不锈钢棒蘸冰水或用冰棉签棒刺激软腭、腭弓、舌根及咽后壁,左右相同部位交替刺激,然后做空吞咽动作。冷刺激可以提高软腭和咽部敏感度,改善吞咽过程中神经肌肉活动,增强吞咽反射,减少唾液腺分泌。

(10)咳嗽训练:主要目的是增加腹肌肌力,具体操作为老年人坐在椅子上,身体保持平直状态,深吸气;呼气时,双手按压腹部,倾斜上半身,在咳嗽过程中腹肌收缩,帮助患者增加胸腹部压力,完成咳嗽动作。

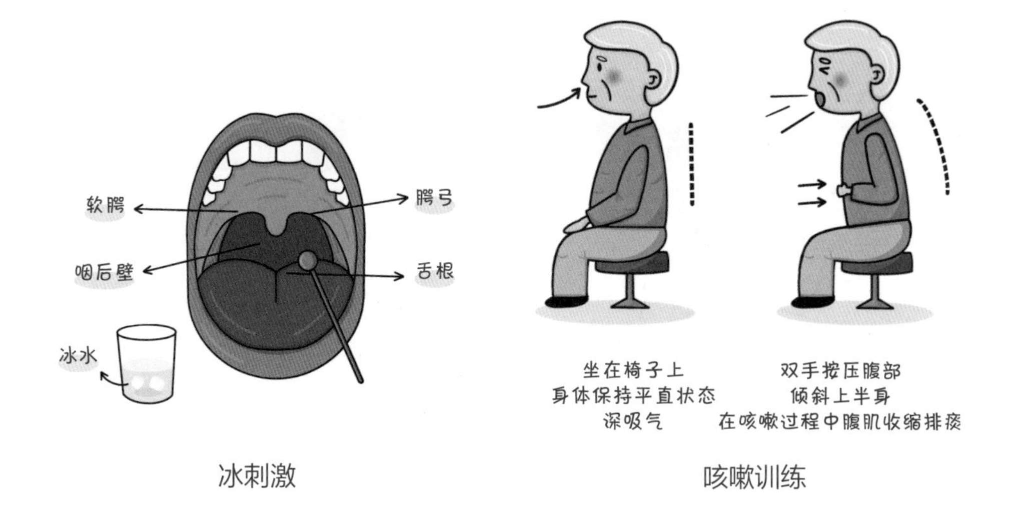

冰刺激　　咳嗽训练

（11）呼吸训练：训练目的是恢复吞咽与呼吸的协调配合；强化声门闭锁能力；缓解颈部肌肉（呼吸辅助肌）过度紧张；排出气道侵入物而进行随意咳嗽。训练内容主要是从腹式呼吸和缩口呼吸两方面进行（详见“三、护肺健肺照护要点”中的“怎样进行呼吸锻炼”）。

6. 如何处理误吸

一旦发生误吸，鼓励神志清楚的老年人咳嗽、咳痰。不能自理者，家人可协助其取头低脚高体位，自下而上帮助拍背，促使气管内异物排出。如果出现窒息情况，立即拨打 120 急救电话，在救护车抵达之前，采取海姆立克急救法，具体方法如下：

（1）将窒息者头朝下，一手抱住其腹部，另一手拍打其后背正中。

（2）窒息者站立，抢救者站在患者背后，两手抱住其上腹部，然后向上用力提拉。

（3）如果窒息者有意识障碍，应让其躺平，头偏向一侧，抢救者两手交叉放在心窝上，用力向上挤压，力量要适度，多次反复进行。

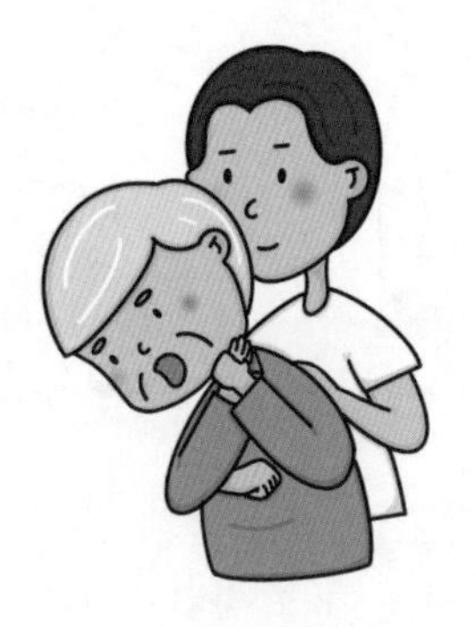

将窒息者头朝下，一手抱住其腹部，另一手拍打其后背正中

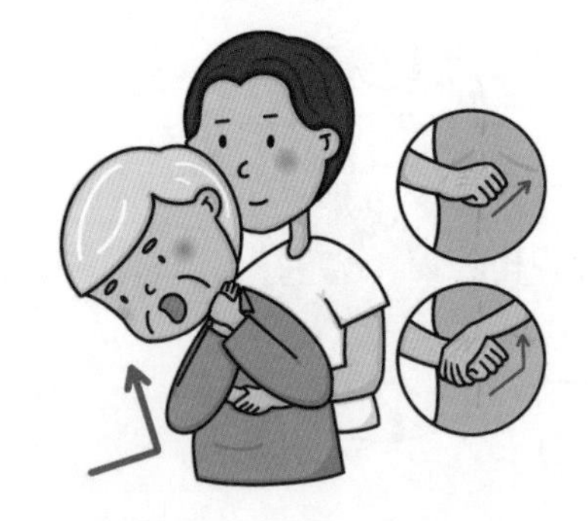

窒息者站立，抢救者站在窒息者身后，两手抱住其上腹部，然后向上用力提拉

海姆立克急救法（清醒者）

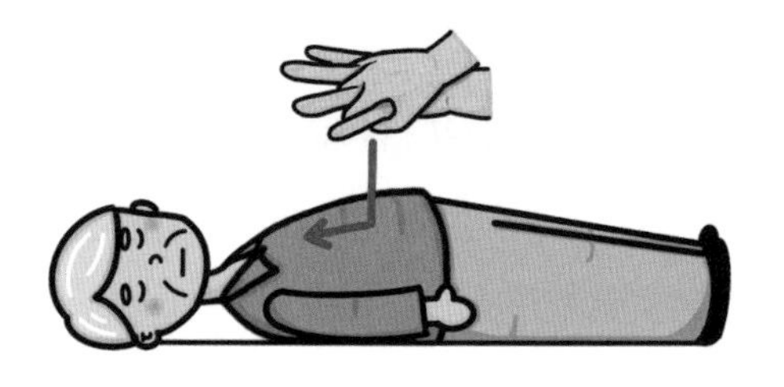

海姆立克急救法（意识障碍者）

（五）老年慢阻肺患者的照护要点

1. 什么是慢阻肺

慢性阻塞性肺疾病（COPD）是一种以持续气流受限为特征的疾病，也被大家称为慢阻肺。据统计，我国慢阻肺患者近 1 亿，占世界总发病人数的三分之一，每年有近 100 万人死于慢阻肺，平均每分钟就会有 2 个人因它而死，已经高居疾病杀手榜第三名。

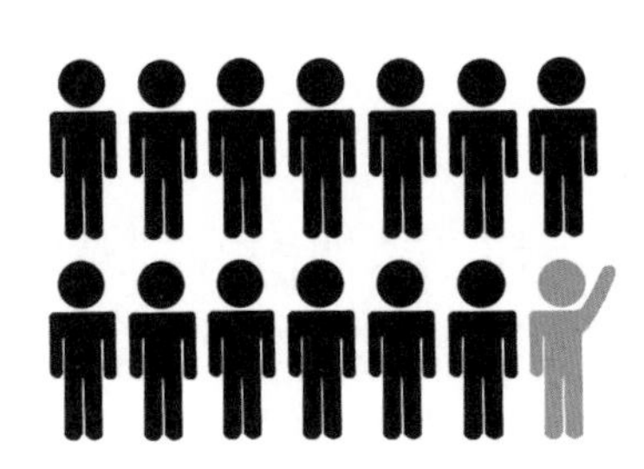

1 亿
相当于每 14 个人里就有一个慢阻肺患者

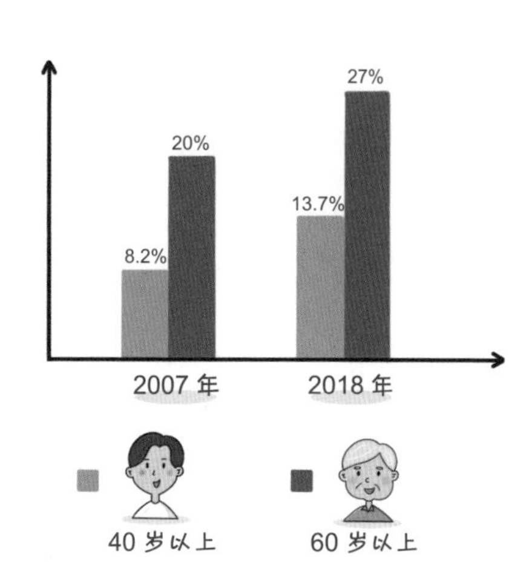

慢阻肺发病率

一位慢阻肺老病友这样描述自己呼吸的感受：被捏住鼻子，只能用嘴巴含着一根吸管呼吸。吸气时，感觉吸管口捏住一半，呼气时，则感到吸管口被全部捏死。这样的呼吸，每一次都是一种折磨。连呼吸都成为奢望，这就是慢阻肺的可怕之处。一旦患上慢阻肺，病情发展是不可逆的。从刚开始单纯的咳嗽、咳痰到气短、呼吸困难，再慢慢发展成憋气和胸闷，最后出现全身不适。急性加重期频繁发作患者死亡率更是明显升高。

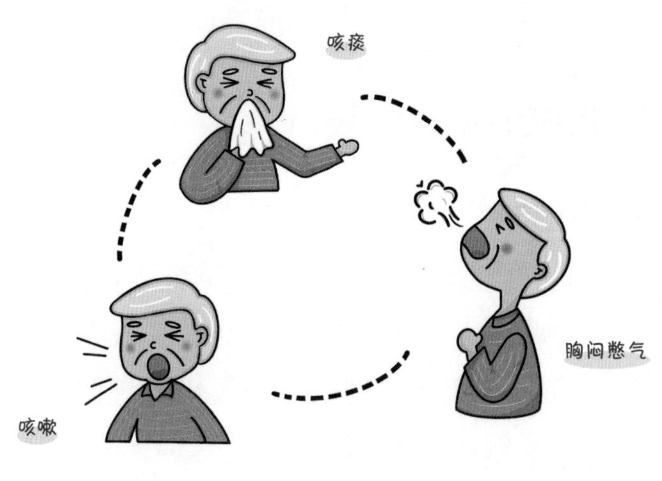

慢阻肺表现

2. 如何早期发现慢阻肺

既然慢阻肺这么可怕，是不是我们早发现、早预防就可以避免？答案是肯定的，但现实是，在被确诊为慢阻肺的患者中，第一次来医院时超过 90% 已经到了中重度，真正轻微症状的不到 5%。

这些人中大多数根本没有意识到自己患病，导致病情一再延误。这是因为慢阻肺特异性表现就是活动后胸闷，许多人由于减少活动后，胸闷症状就缓解了，从而被误认为无症状。大家更多将活动后胸闷气急等症状，归咎于年龄增长身体功能退化，这才给了慢阻肺可乘之机。

其实，慢阻肺诊断并不难，只要一吸一吹就能做到——肺功能检查，目前是诊断慢阻肺的“金标准”。遗憾的是，如此简单的检查方法却被大多数人忽视了。专家建议慢阻肺人群和健康人群均应定期检测肺功能。

3. 家庭自我检测肺功能方法

如果不方便去医院进行肺功能检查，这里介绍两种在家就能检测肺功能的方法。

（1）吹火柴方法

点燃一根火柴，置于距离嘴 15 厘米处，如果吹不灭，说明肺功能有问题；置于距离嘴 5 厘米处，如果还吹不灭，说明肺功能很差。

（2）呼吸状况评估问卷

呼吸状况评估问卷

这是一份有关您最近呼吸状况和活动能力问卷，请您回答问卷时选择最能描述您实际情况的答案。

1. 过去一个月内，您感到气短有多频繁？
从未感到气短□0
很少感到气短□0
有时感觉气短□1
经常感觉气短□2
总是感觉气短□2

2. 您是否曾咳出“东西”，例如黏液或痰？
从未咳出□0
是的，在偶尔感冒或胸部感染时咳出□0
是的，每月都咳几天□1
是的，大多数日子都咳□1
是的，每天都咳□2

3. 请选择能够最准确地描述您在过去 12 个月内日常生活状况的答案。因为呼吸问题，我的活动量比从前减少了。
强烈反对□0
反对□0

续表

不确定□0
同意□1
非常同意□2

4. 在您生命中，您是否已至少吸了100支烟？
否□0
是□2
不知道□0

5. 您今年多少岁？
35 ~ 49岁□0
50 ~ 59岁□1
60 ~ 69岁□2
≥70岁□2
问卷评估方法：
将每个问题答案的数字相加，得到总分。
如果您的总分≥5分，说明您的呼吸问题可能是慢性阻塞性肺疾病（COPD），慢阻肺通常被称为支气管炎和/或肺气肿，是一种缓慢进展的严重肺病。虽然慢阻肺不能治愈，但它可以控制。
请将填好的问卷给医生看，您的得分越高，说明您患有慢阻肺的可能性越大。医生可以做一个简单的呼吸测试（也称为肺功能测定），帮助评价您的呼吸状况。
如果您的总分在0 ~ 4分，而且您有呼吸问题，请将这份问卷拿给医生看。医生会帮助评估您呼吸问题的类型。

4. 如何进行六分钟步行试验

林大夫查房来到了老费床前，“大爷，想不想知道自己恢复得怎么样了？明天我们做个小测试如何？”老费问道，“怎么测试？”“我们做个六分钟步行测试，通俗地讲就是通过看六分钟里您能走多远来判断您的心肺功能恢复得如何。这对于慢阻肺患者是个很好的测试，对于慢性心力衰竭患者和心肌缺血患者运动耐量的评价都大有用处。而且平时您通过这个锻炼还可以改善运动耐力，提高生活质量。”“听着好像很简单啊，我都有些迫不及待了。”林大夫说：“不急，我得先看看您能不能够做这个试验，最近半年有没有过不稳定心绞痛或者心肌梗死？如果有，那可是万万不能做的。我还要看看您安静时血压，如果血压高压大于 180 毫米汞柱，低压大于 100 毫米汞柱，那也不能做，心率大于 120 次 / 分也是不行的。”“要求还这么严格呀，好在我各项都符合指标。”“您呀，明早可以吃点清淡的饭菜，避免剧烈活动，要是平时用拐棍走路，就带着。”“那我平时吃的口服药还吃吗？”“继续服用就行，不影响，要是您平时使用支气管扩张喷雾，可以明天试验前 5 ~ 30 分钟用上。记得穿舒服衣物、鞋子。”说完林大夫就去准备场地了，他在一条人少的走廊里量好了距离，正好 30 米，两端放好了锥形路标，还在起点放了一把椅子，把抢救车、监护仪、氧气、秒表都准备好。

第二天，林大夫带着老费来到场地，让老费先坐在椅子上休息一会，护士给老费测量了血压、脉搏、心率、血氧饱和度并做好登记。“大爷，看到这两个圆锥路标了吗，您需要绕着这两个路标行走，快慢由您决定，但是不能跑，绕过路标时不要犹豫，能走多少是多少，如果觉得累了可以靠墙休息一下再走，这六分钟尽可能走得远一些，要是实在不舒服，像胸痛、憋喘、四肢无力或者大汗我们就不要走了，明白了吗？”老费点点头，站在起点。一声令下，计时开始，林大夫每过一分钟都会和老费报时，并鼓励他坚持，护士也认真地数着往返圈数计算距离。只剩 15 秒了，林大夫说“等会我让您停，您就停在原地不要动，我走到您那边去。停！”老费停在原地，护士记录了老费的行走距离，带老费测量生命体征并记录下来。林大夫问“大爷，你觉得是什么让您后面走得吃力了呢？”“可能有些憋气吧。”试验完毕护士送老费回到了病房，老费问“这个试验走多少米算正常啊？”“健康人六分钟内步行 400 ~ 600 米，小于 150 米就是重度心功能不全，150 ~ 425 米之间是中度心功能不全，426 ~ 550 米之间是轻度。根据试验结果，我们可以制定出适合的康复训练强度，慢慢提高心肺功能。”“那我以后是不是自己也可以测试了？”护士说“这个试验虽然简单，但应该在抢救物品和专业人士在场的情况下做，以便发生意外及时抢救。”通过林大夫和护士讲解，老费对于六分钟步行试验又多了一些认识。

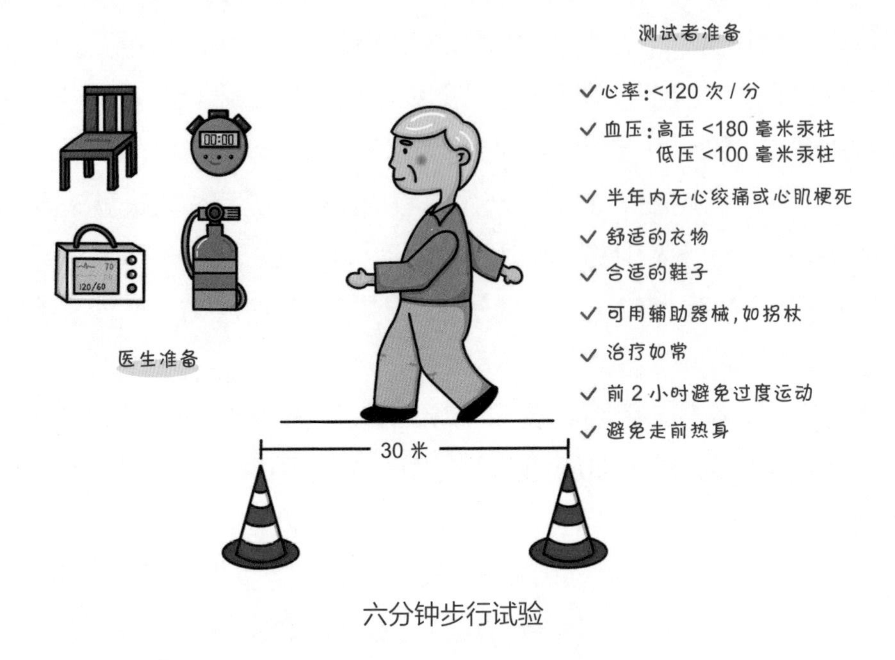
测试者准备
✓心率：<120 次 / 分
✓血压：高压 <180 毫米汞柱
低压 <100 毫米汞柱
✓半年内无心绞痛或心肌梗死
✓舒适的衣物
✓合适的鞋子
✓可用辅助器械，如拐杖
✓治疗如常
✓前 2 小时避免过度运动
✓避免走前热身
00:00
120/60
70
医生准备
30 米

六分钟步行试验

5. 慢阻肺患者为什么要进行肺康复锻炼

慢阻肺只要坚持规范治疗、长期管理，就能控制病情，改善生活质量，是可防可控的疾病。

慢阻肺就是慢性阻塞性肺疾病，除急性期需要住院治疗外，此病康复需要居家进行，主要包括药物治疗和非药物治疗（肺康复治疗、氧疗、睡眠、吸烟控制、改变生活习惯等）。

肺康复治疗包括呼吸操训练、运动训练等方面的内容。

运动训练在慢阻肺患者接受疾病治疗采用的综合肺康复方案中占有重要的地位。经过系统锻炼，可以提升患者身体肌肉细胞代谢能力与毛细血管密度，使得心肺功能进一步增强，最终达到临床症状有效改善目的。

6. 呼吸肌锻炼方法

呼吸操训练可以增强呼吸肌肌力和耐力，增强患者活动能力，扩大活动范围。比较常见且有效的方法就是腹式呼吸方法、缩唇呼吸方法、全身呼吸操方法等。

（1）腹式呼吸方法

详见本书内容“三、护肺健肺照护要点”中的“怎样进行呼吸锻炼”。

（2）缩唇呼气方法

患者将嘴唇保持吹笛子状态，让气体从口型中流动出去。但在吸气时还是要用鼻子，因为空气在鼻子中可以进行湿润、加温等过程，对咽喉和气道造成的影响较小，还能预防感染。

患者在每次吸气后不要着急将气呼出来，在进行憋气后从缩唇中呼出去。缩唇呼气时会让气流下降，增加患者气道内压力，更容易让残留气体从身体中排出，改善患者缺氧情况。在进行缩唇呼气方法训练时，幅度大小和呼气流量可以让 15 ～ 20 厘米的蜡烛火苗倾斜就是恰到好处。这种方式可以在任何时候进行，方便患者进行康复。同时，缩唇呼气方式也是腹式呼吸的一部分，慢阻肺患者在做完腹部呼吸时也可以进行缩唇呼吸。

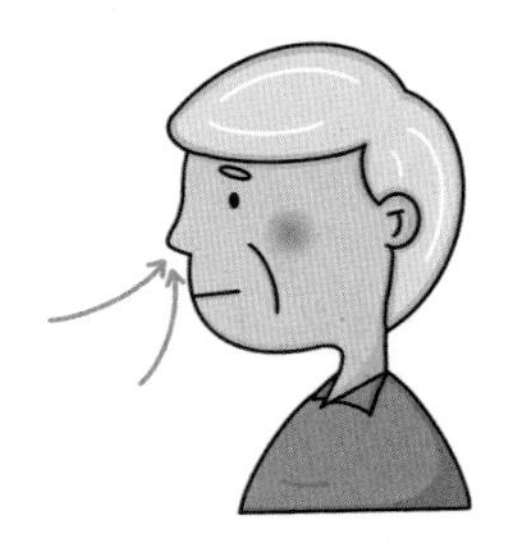

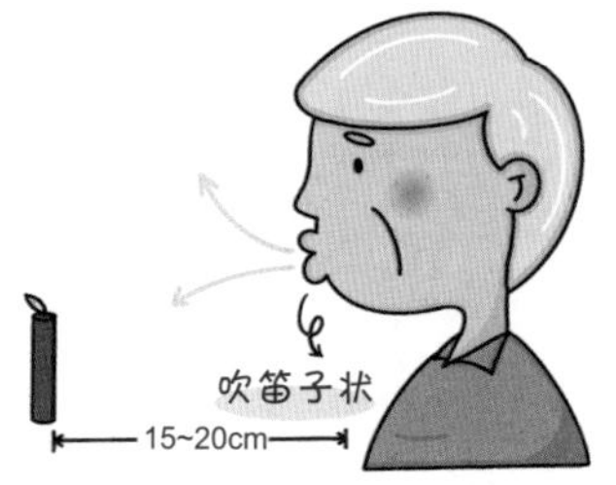

吸气时，用鼻子吸气
因为鼻腔可对空气加温、加湿，可以预防感染
吸气后不要着急将气呼出，屏气约 5 秒

呼气时，嘴唇保持吹笛状
缓慢将气体呼出
吹气幅度以 15~20 厘米处的蜡烛火苗倾斜为宜
使残留气体更易排出，改善缺氧情况

缩唇呼吸

(3)全身呼吸操方法

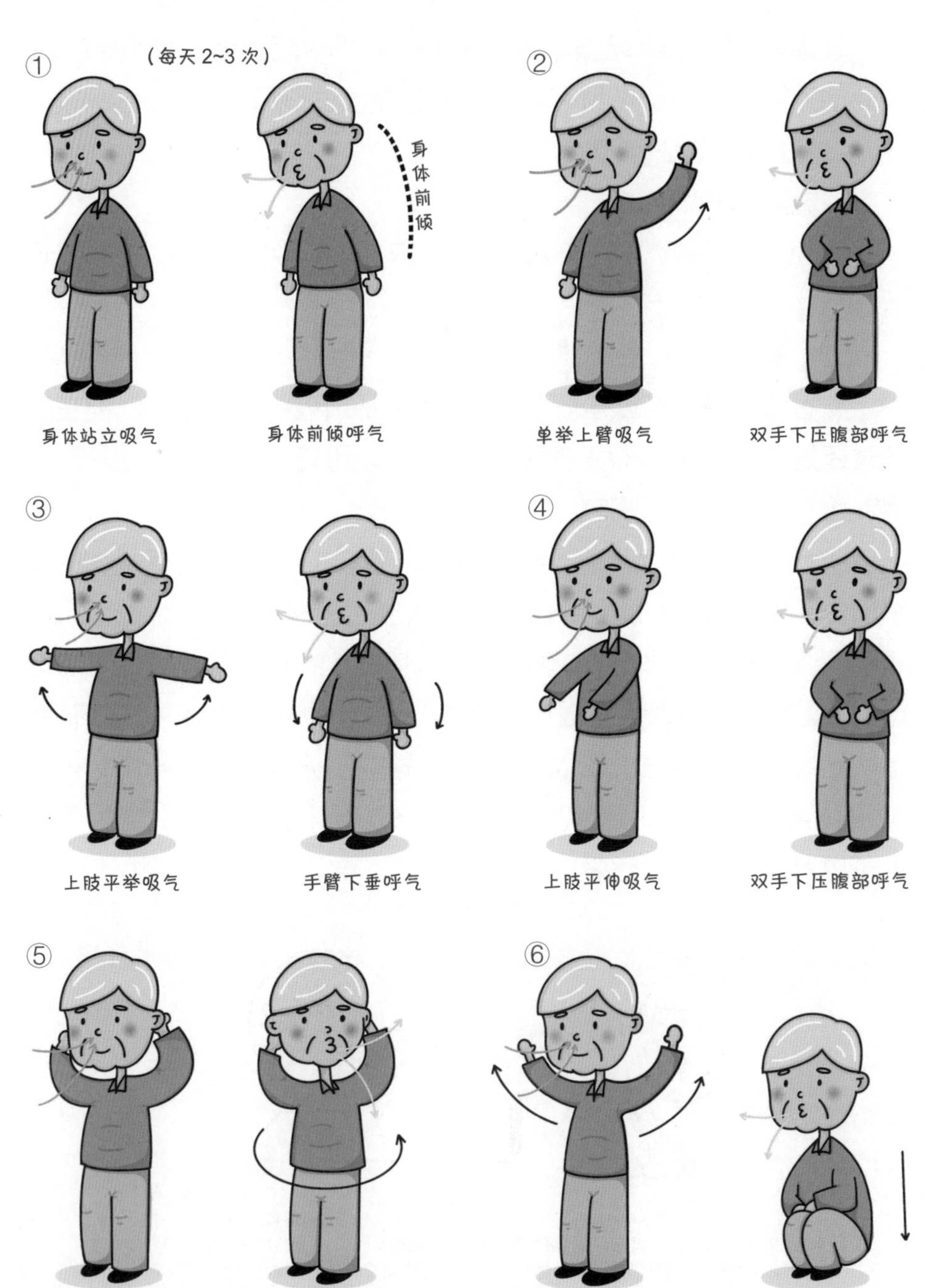
①
（每天 2~3 次）
身体前倾
身体站立吸气
身体前倾呼气
②
单举上臂吸气
双手下压腹部呼气
③
上肢平举吸气
手臂下垂呼气
④
上肢平伸吸气
双手下压腹部呼气
⑤
双手抱头吸气
身体转动呼气
⑥
双上肢上举吸气
蹲下呼气

⑦

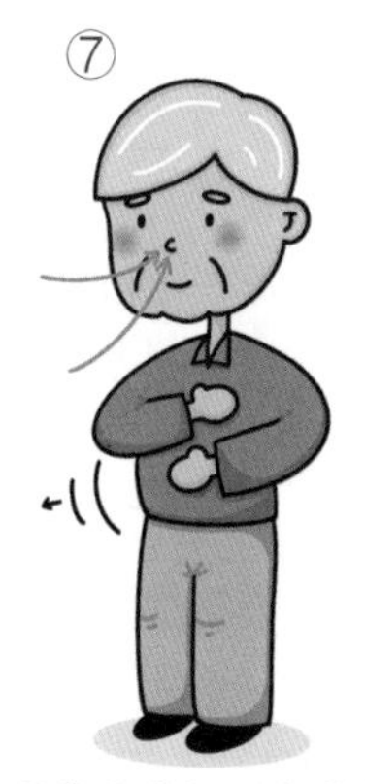

用鼻子吸气，腹部鼓起

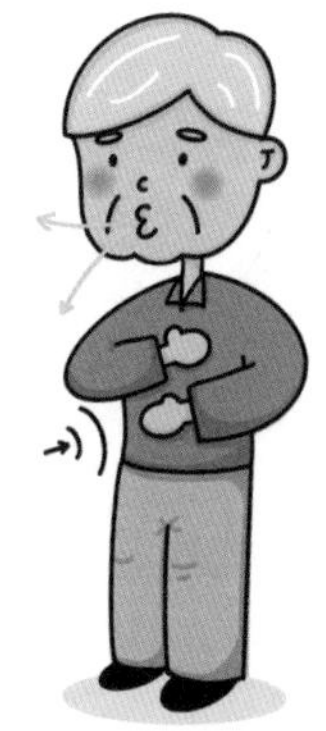

嘴巴保持吹笛状呼气，腹部凹陷时，
手稍微用力下压

全身呼吸操

7. 全身肌肉锻炼方法

全身肌肉锻炼主要包括以下肢肌肉锻炼为主的有氧运动和以上肢肌肉锻炼为主的抗阻力运动。常见有氧运动包括下坡行走、骑单车、慢跑、游泳；抗阻运动包括拉弹力绳、举哑铃、扔铅球、举重等。

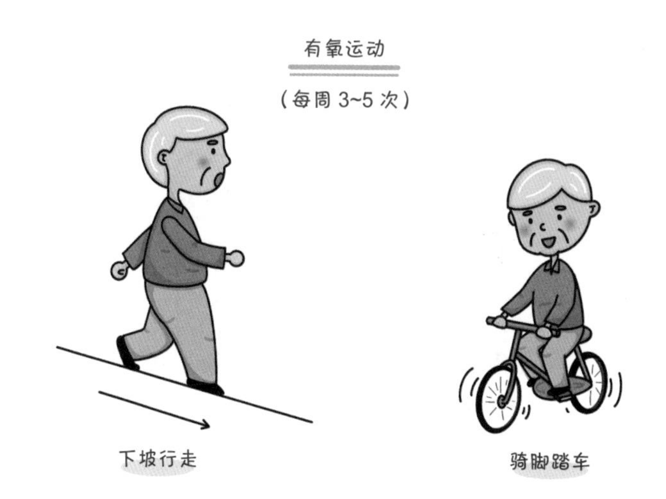

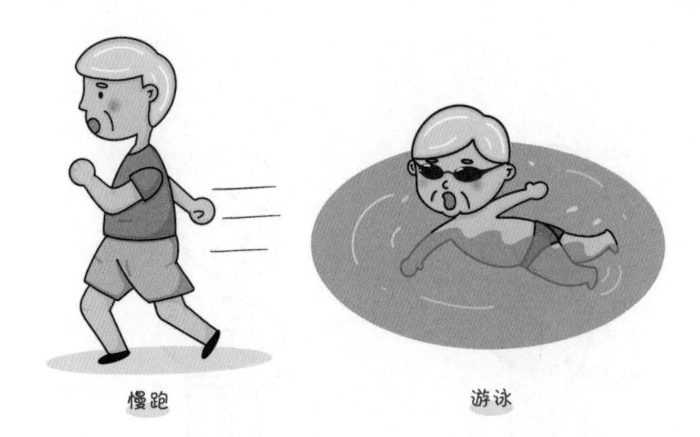
慢跑
游泳

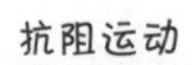
抗阻运动

（每周 2~3 次）

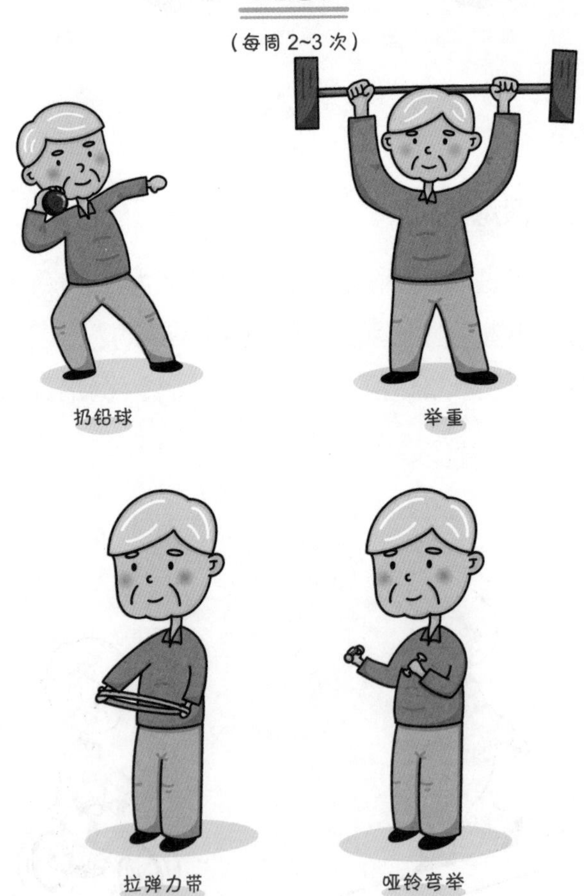
扔铅球
举重
拉弹力带
哑铃弯举

全身肌肉锻炼时要注意训练时机和强度选择。

（1）运动训练时机

一般是在急性期发作控制后出院 3 ~ 4 周开始进行运动训练。在实施肺康复前，需到医院复诊由医生进行症状、功能状态、运动能力、生活质量以及心理状态等方面评估后方可进行。

（2）运动强度

据相关调查显示，慢阻肺运动康复治疗依从性不高，仅达到 60% 左右，这主要与患者不能很好把握运动康复强度有关。运动强度应从患者的客观指标和主观感受指标两方面相互结合来确定。有氧运动强度客观指标是运动后心率达到（220- 年龄）×（60% ~ 80%），也就是中等运动强度。如果患者有心律不齐、心动过速等基础疾病可以依据 Brog 呼吸困难指数和自我感知评分（rating of perceived exertion, RPE）来确定运动强度。

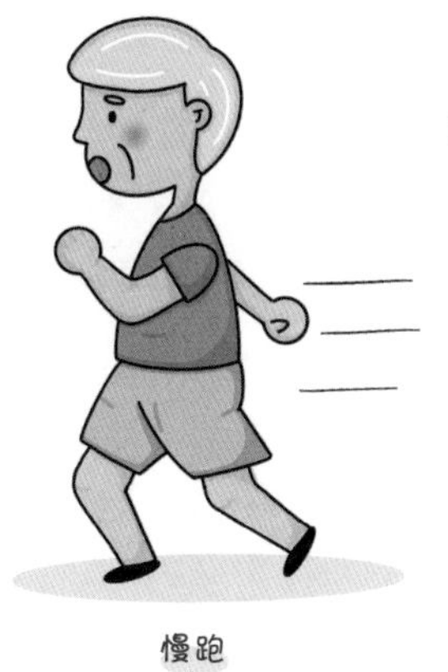
慢跑
最大心率 =220- 年龄
（例如，老费 65 岁，最大心率为 155 次 / 分）
低等运动强度
运动后心率 < 最大心率 ×60%
（例如，老费心率小于 93 次 / 分）
中等运动强度
运动后心率 = 最大心率 ×(60%~80%)
（例如，老费心率在 93~124 次 / 分）
高等运动强度
运动后心率 > 最大心率 ×80%
（例如，老费心率大于 124 次 / 分）

运动强度分级

Brog 呼吸困难指数

分值	表现
0	一点也不觉得呼吸困难或疲劳
0.5	非常非常轻微的呼吸困难或疲劳，几乎难以察觉
1	非常轻微的呼吸困难或疲劳
2	轻度呼吸困难或疲劳
3	中度呼吸困难或疲劳
4	略严重的呼吸困难或疲劳
5	严重的呼吸困难或疲劳
6 ~ 8	非常严重的呼吸困难或疲劳
9	非常非常严重的呼吸困难或疲劳
10	极度呼吸困难或疲劳，达到极限

RPE 自我感知评分表

<table>
<tr><th>RPE</th><th>主观运动感觉</th><th>对应参考心率</th></tr>
<tr><td>6</td><td>安静，不费力</td><td>静息心率</td></tr>
<tr><td>7</td><td rowspan="2">极其轻松</td><td rowspan="2">70 次 / 分</td></tr>
<tr><td>8</td></tr>
<tr><td>9</td><td>很轻松</td><td rowspan="2">90 次 / 分</td></tr>
<tr><td>10</td><td rowspan="2">轻松</td></tr>
<tr><td>11</td><td rowspan="2">110 次 / 分</td></tr>
<tr><td>12</td><td rowspan="3">有点吃力</td></tr>
<tr><td>13</td><td rowspan="2">130 次 / 分</td></tr>
<tr><td>14</td></tr>
<tr><td>15</td><td>吃力</td><td rowspan="2">150 次 / 分</td></tr>
<tr><td>16</td><td rowspan="3">非常吃力</td></tr>
<tr><td>17</td><td rowspan="2">170 次 / 分</td></tr>
<tr><td>18</td></tr>
<tr><td>19</td><td>极其吃力</td><td>195 次 / 分</td></tr>
<tr><td>20</td><td>精疲力竭</td><td>最大心率</td></tr>
</table>

这两个表均是以患者自我评价来进行的，患者运动时 Brog 指数达到 4 ～ 6 分有呼吸困难感觉，或 REP 评分 12 ～ 14 分有点吃力感觉即可。中等强度有氧运动每周进行 3 ～ 5 次，每次进行 30 ～ 60 分钟效果最好，如果不能坚持也可以分多次进行，运动时长不低于每次 10 ～ 15 分钟也可以达到相应的效果。自我感受指标与客观指标相结合可以提升患者对运动强度认同和依从性。

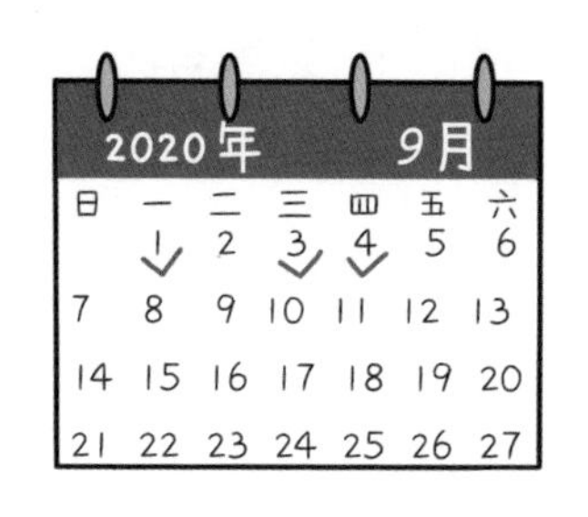

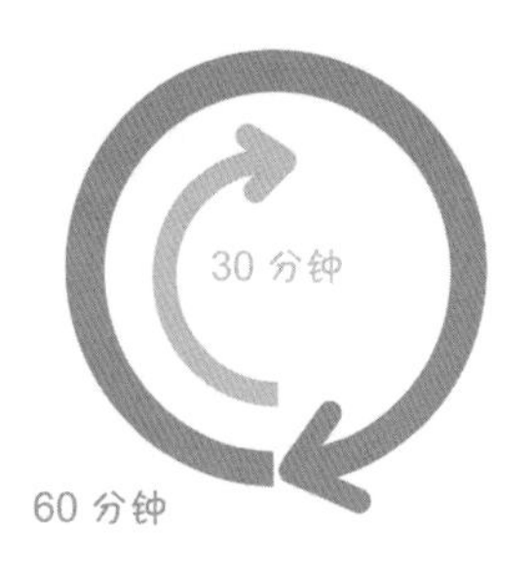

运动频率

抗阻运动以 1RM 为客观指标，1RM 指一个人做某项抗阻运动如举重一次可以举起的最大重量。慢阻肺患者进行抗阻运动时运动强度为 1RM 的 40% ～ 50%，或根据 REP 评分 5 ～ 6 分以比较轻松舒适力度进行。每周 2 ～ 3 次，每次完成包括不同大肌群、大关节的 1 ～ 4 组活动，每组重复 10 ～ 15 次。

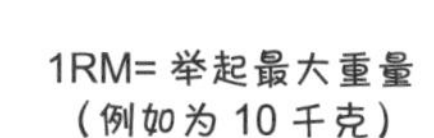

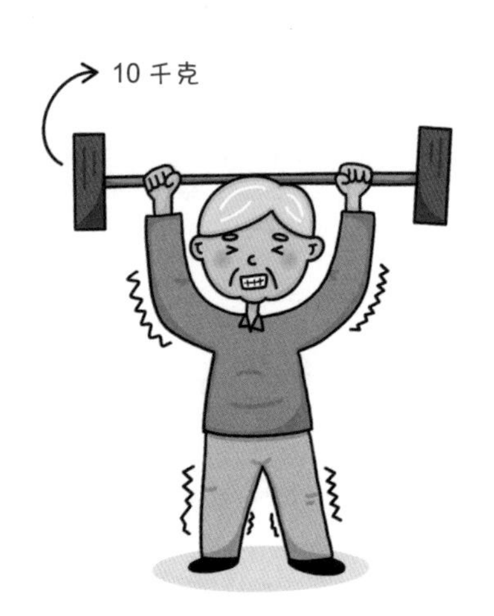
10 千克
慢阻肺患者运动强度为
1RM 的 40%~50%
（例如为 4~5 千克）

抗阻运动客观指标——1RM

通过上述讲解大家对运动康复治疗掌握了吗？接下来咱们通过对一位 65 岁男性慢阻肺患者制订运动康复治疗方案来检验一下吧。

首先经过评估，该患者急性期出院 3 周，无胸闷气喘，心功能 2 级，无心律失常症状。根据患者自我感知 REP 评分制定如下方案：每天分三个时间段进行呼吸肌锻炼，15 分钟 / 次；每周一、三、五、七进行下坡走、骑单车；每周二、四、六进行 4 千克哑铃平举、侧平举、弯举。

8. 慢阻肺患者为什么要进行氧疗

由于慢阻肺合并呼吸衰竭患者长期处于缺氧状态，因此纠正缺氧十分必要。长期氧疗是有效的治疗方式，能够改善缺氧状况，延缓肺功能下降，缓解因呼吸困难导致的头晕、头疼、睡眠障碍等问题，有效提高患者的生活质量。

一般以动脉血氧分压小于 60 毫米汞柱作为给慢阻肺患者进行氧疗的标准，而该值需要通过动脉血气分析得知。对大部分居家老年患者来说，化验血气并不方便，可以通过测量指脉氧饱和度找出对应的动脉血氧分压，作为氧疗参考。建议慢阻肺患者可自备一个指脉氧监测仪，随时观察自己是否有缺氧状况。

动脉血氧分压对照表

动脉氧分压（PaO_2）	指脉血氧含量（SaO_2）
40 毫米汞柱	70%
50 毫米汞柱	80%
60 毫米汞柱	90%

一旦进入长期氧疗阶段，就要保证每天吸氧 15 小时以上，尤其是夜间睡眠时。吸氧浓度不是越高越好，使氧饱和度维持在医生建议水平就行。

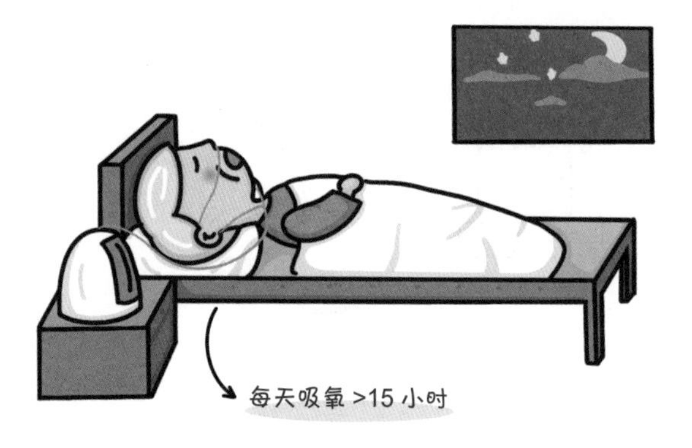

家庭氧疗

9. 氧疗设备选择

住了一个冬天的医院，终于快出院了，老费很开心。但是费太太却眉头紧锁。这时林大夫进来了，发现费太太神情有些不对，问道：“大娘，这都快出院了，您怎么一脸愁容呢？”

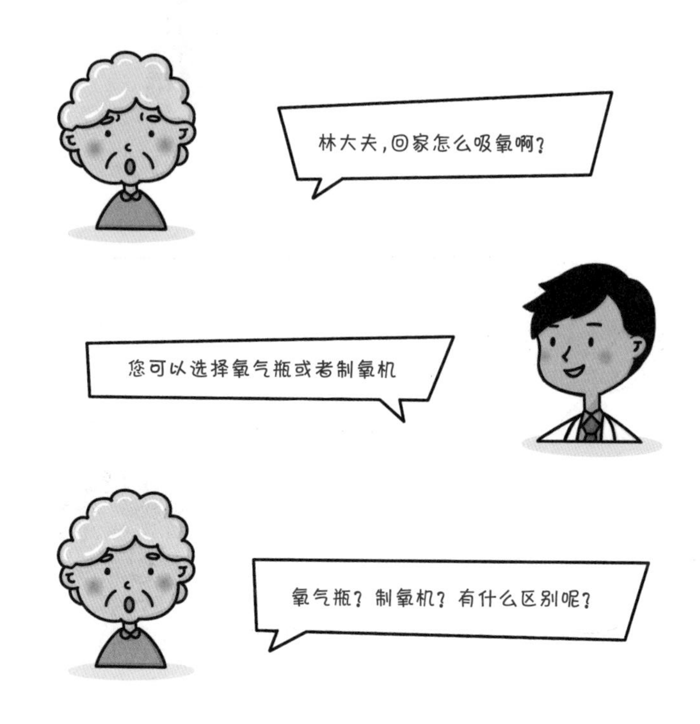
林大夫，回家怎么吸氧啊？
您可以选择氧气瓶或者制氧机
氧气瓶？制氧机？有什么区别呢？

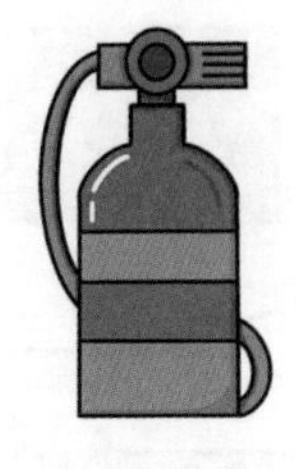
氧气瓶
优点
氧气浓度高
安静无噪声
缺点
需要到供氧站充气

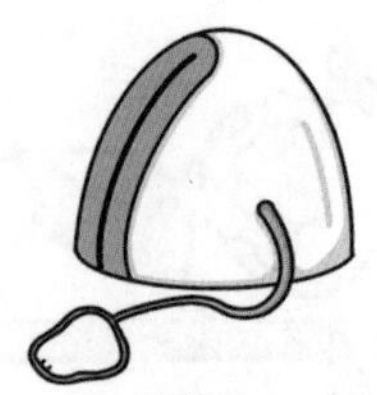
制氧机
优点
价格实惠
操作简单
缺点
工作时有声音
(40~45 分贝)

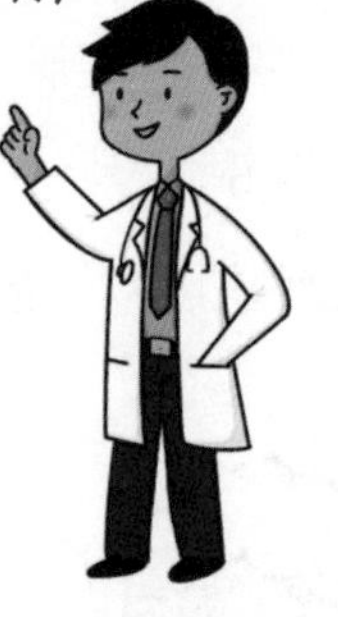
45 分贝大约就是正常说话的声音

氧气瓶与制氧机对比

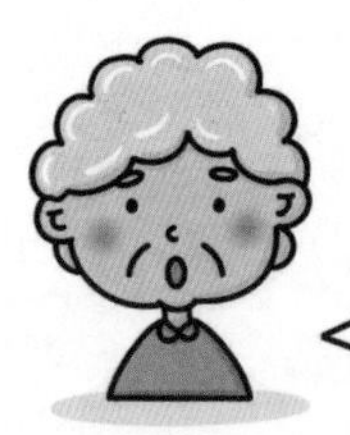
我明白了:
短期吸氧并且需要氧流量较大、浓度较高的时候,就选氧气瓶
长期氧疗就选制氧机,经济实用

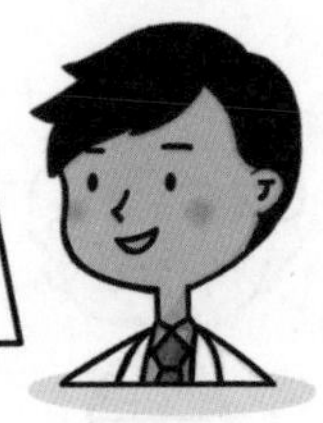
您总结的真到位,家庭用氧,需要注意用氧安全,做到防油、防震、防火、防热

用氧安全

10. 氧疗期间的注意事项

氧疗时吸氧浓度与氧流量不能随意调节，应当根据自身情况，在医生帮助下选择合适的吸氧浓度。另外，氧气易燃易爆，用氧过程中有一些安全要求，需要“四防”：

（1）防震：搬运氧气瓶时应避免倾倒撞击。因筒内压力很高，氧气剧烈震动可导致爆炸。

（2）防热：氧气瓶应放在阴凉处，距离暖气至少1米。因筒内压力高，氧气遇热会急剧膨胀发生爆炸。

（3）防火：氧气瓶周围严禁烟火和易燃品，距离火炉至少5米。因氧气助燃，遇明火可致燃烧。

（4）防油：氧气表的螺旋口处不要涂油，也不要用带油的手拧螺旋口。因油是碳氢化合物，氧和碳氢化合物在一定比例时易引起燃烧和爆炸。

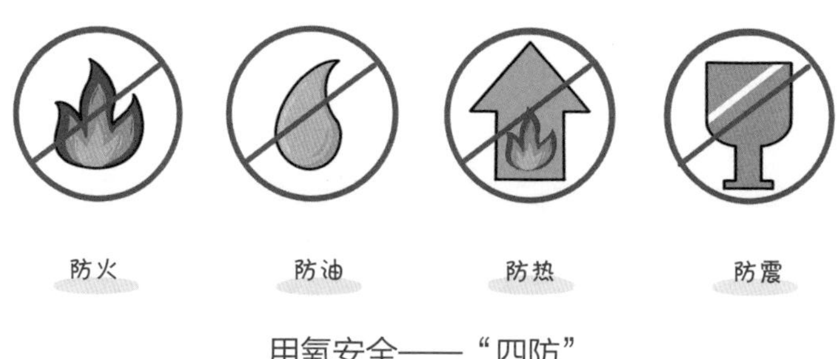

用氧安全——“四防”

11. 慢阻肺患者为什么要使用无创呼吸机

（1）无创呼吸机是什么

无创呼吸机又称持续气道正压通气，它的工作原理是吸气时呼吸机通过一定压力把空气压进人的肺内，呼气时机器给予较低压力使人把二氧化碳由口或鼻从面罩上面的排气孔排出体外完成呼吸。

(2)无创呼吸机有什么作用

通过改善肺内气体交换,提高血液中氧浓度和排出二氧化碳,用以治疗慢性阻塞性肺疾病、哮喘、肺水肿;通过一定的压力解决上呼吸道阻塞情况用于治疗睡眠呼吸暂停综合征等。

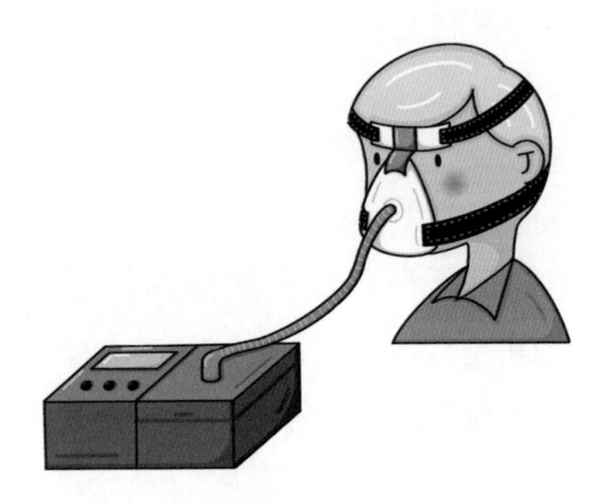

无创呼吸机

(3)慢阻肺患者为什么进行无创正压通气治疗

无创正压通气治疗慢阻肺不但可以使慢性疲劳的呼吸肌得到休息,还可以改善肺功能和气体交换,改善血气指标。夜间无创通气通过改善患者睡眠质量,最终改善其白天气体交换和生活质量。无创正压通气治疗能降低慢阻肺急性加重频率,减轻患者痛苦,减少实际医疗费用。澳大利亚的 Mcevoy 教授研究显示,长期夜间无创通气可能延长患者生存时间。在我国,随着医疗水平和人们健康意识的提高,越来越多的慢阻肺患者选择长期家庭无创通气治疗方法。

12. 如何居家科学使用无创呼吸机

(1)如何使用无创呼吸机

初次佩戴无创呼吸机一般是在憋气缺氧情况下,医生会根据病情调节好参数。使用时,会感受到较强大的气流冲击,产生一种压迫感。这时不要紧张,可以使劲用鼻子吸气,等压迫感消失就可以缓慢呼气。

(2)居家佩戴无创呼吸机的注意事项

①首先连接好呼吸机管路和供氧管路,调节氧流量至8～10升/分,打开呼吸机使之处于待机状态。

②佩戴面罩:将面罩贴紧面部,完整包住口鼻,固定面罩上方头带。

③将无创呼吸机管路与面罩连接,启动机器。

④固定头带下方,同时拉紧双侧固定带,其松紧程度以伸进两指为宜。

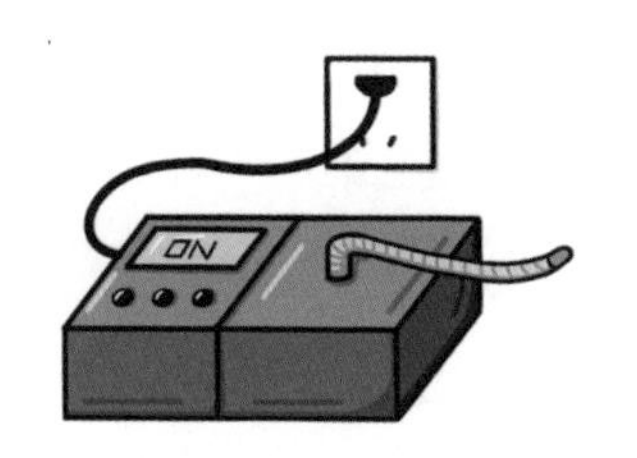

连接呼吸机管路和供氧管路,调节合适氧流量,打开呼吸机,使其处于待机状态 ①

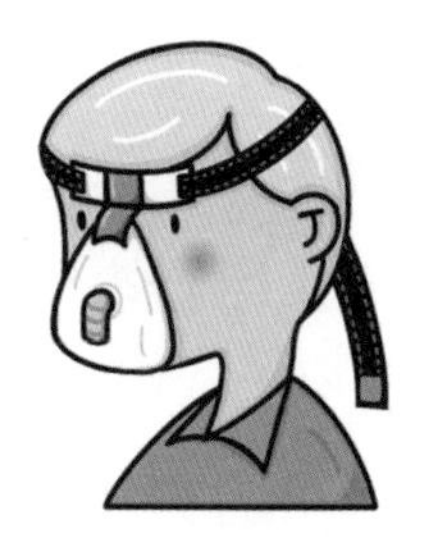

② 将面罩贴紧面部,完整包住口鼻,固定面罩上方头带

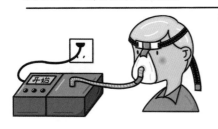

③ 将无创呼吸机管路与面罩连接,启动机器

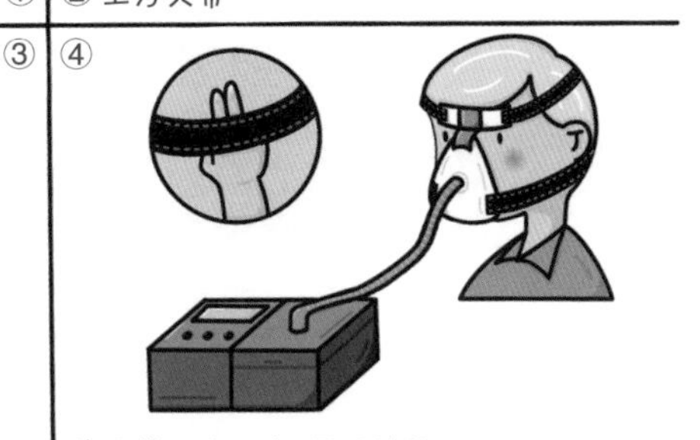

④ 将头带下方固定,同时拉紧双侧固定带,松紧程度以伸进两指为宜

无创呼吸机使用方法

如果要喝水或者咳嗽,可以将头带下方固定扣打开,将呼吸机进入待机状态,临时移开面罩。若长时间脱机,摘面罩顺序同上,将面罩放置清洁部位,更换为其他氧疗设备。如果患者痰液较多可选用鼻罩进行无创通气。

(3)怎样预防无创呼吸机并发症

无创呼吸机的工作原理是像压缩泵一样将空气或氧气通过鼻面罩送入患者肺内。因此,使用无创呼吸机进行治疗时,需要鼻面罩与患者的面部紧密贴合防止漏气,保证每次通气量。这就导致使用无创呼吸机过程中会出现胃胀气、面部皮肤压坏、口鼻干燥、焦虑恐惧等问题,那么该如何避免呢?

①胃胀气:主要是因为戴呼吸机时张嘴呼吸,气体进到胃内。避免发生胃胀气,就要学会用鼻子吸气,还可以通过吃促进消化的药物或者热敷来缓解。

②呼吸机出现压力过低现象:可能是因为面罩大小不合适,佩戴时面罩和口鼻贴合不紧密或者头带过松导致的面罩漏气,可以更换面罩或者调整头带松紧度来解决这个问题。也有可能是管道连接不紧密,发现呼吸机压力过低需要检查各接头处是否连接紧密。还有可能是呼吸机管路出现破损裂隙,需要每周在消毒呼吸机管路时查检管路完整性,发现问题及时更换。

③皮肤被压坏:多是因为头带佩戴过紧或长时间佩戴所致,所以固定面罩时头带要留出能伸入两根手指的空隙,或者可以在受压部位应用减压贴防止皮肤损伤。

④口鼻干燥:多是因为湿化程度不够,可以适当加大湿化量。

⑤焦虑恐惧:因为刚开始戴呼吸机时患者不适应,对呼吸机比较陌生,可以通过了解相关资料或者咨询同样佩戴无创呼吸机的人来缓解。

13. 无创呼吸机保养维护要点

对长期使用的呼吸机定期维护保养是及时消除呼吸机隐患、避免损坏,确保机器处于正常工作状态或完好备用状态,延长呼吸机使用寿命的重要手段。保养工作主要根据呼吸机性能及附件使用寿命的要求，定期清洗、消毒管道，更换消耗品，检测主机功能等。下面就进行详细介绍：

（1）关机后断电，把湿化罐内的水倒掉之后再挪动机器。

（2）面罩半年换一次，平时一周左右用 75% 酒精擦拭面罩内外进行消毒。

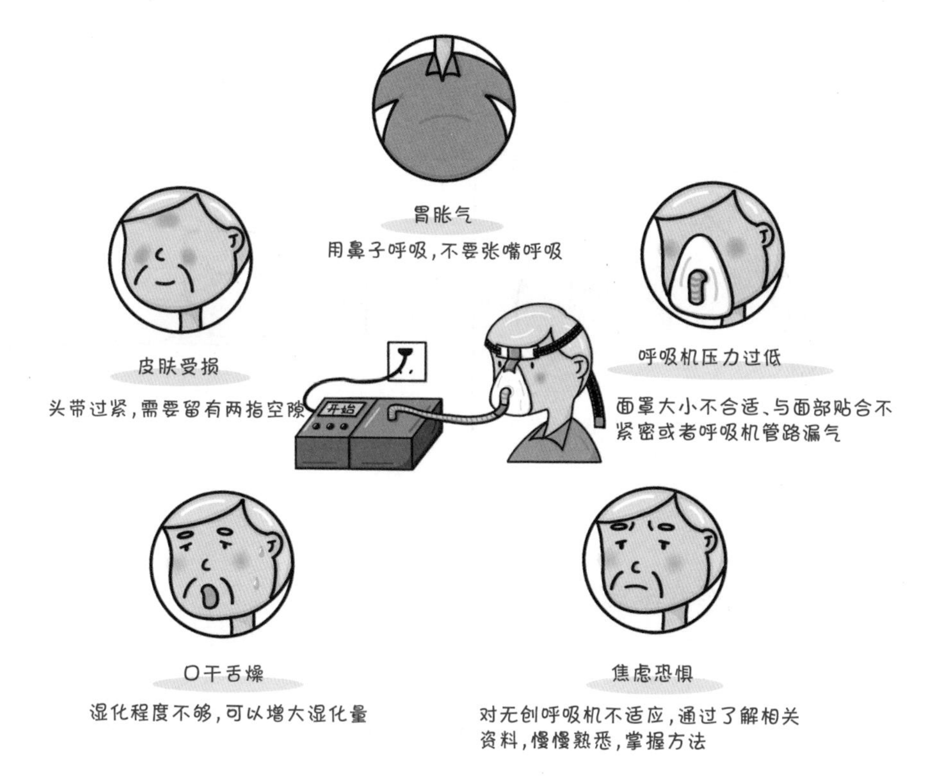

无创呼吸机并发症

（3）管路一年换一次，每周用肥皂液清洁之后放阴凉处晾干。

（4）湿化罐平时不用清理，出现水垢时，可用白醋兑水浸泡十分钟，然后用纯净水冲洗就可以了。湿化水要用纯净水，每天换水，加水时不要超过水位线。

（5）呼吸机内的过滤棉能阻挡空气中的灰尘，每周清洗一次，晾干，三个月更换一次。

(6)呼吸机表面每周用75%酒精擦拭一次。

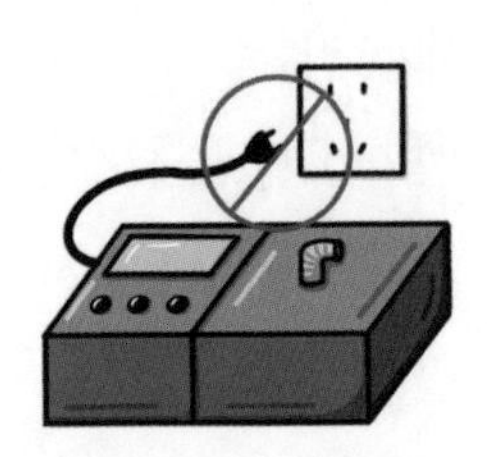

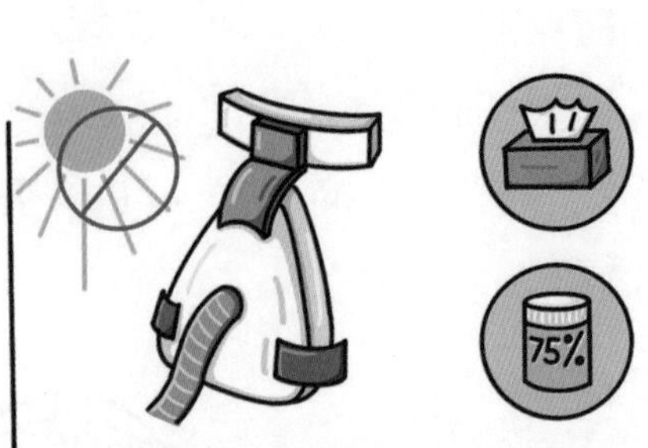

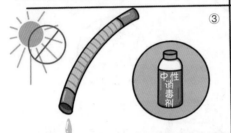

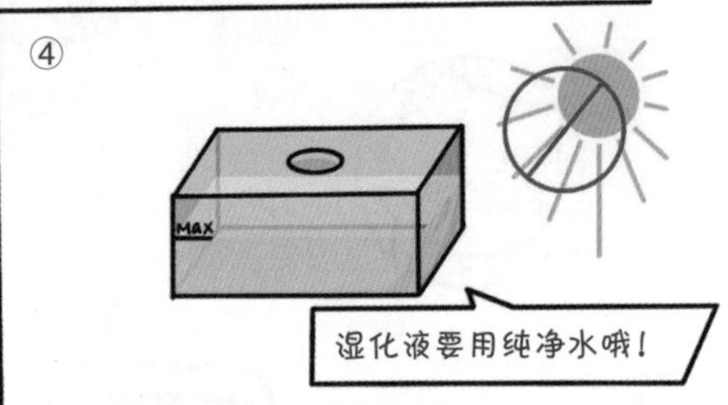

关机后断电，把湿化罐的水倒了再挪动机器 ①

② 每天用干净棉布擦干面罩上的冷凝水，每周用75%的酒精或中性清洗剂清洗，尤其是面罩上硅胶部分

③
中性消毒剂
管路内冷凝水需要倾斜倒出，每周用中性清洗剂清洗管道，再用清水漂洗后悬挂晾干，避免阳光直射

④
MAX
湿化液要用纯净水哦！
湿化液每天更换，使用后将湿化液倒出，并放于阴凉处控干

无创呼吸机日常维护

14. 慢阻肺患者排痰护理要点

患慢阻肺后，在气道内及肺部深处会堆积较多痰液，如果不及时清理，会导致痰内细菌在身体内大量繁殖加重肺部感染，引发呼吸衰竭。排痰护理是解决这个问题的手段之一，手法见下图。还可以采用药物，借助于雾化吸入器将患者身体内痰液稀释便于顺利排出。

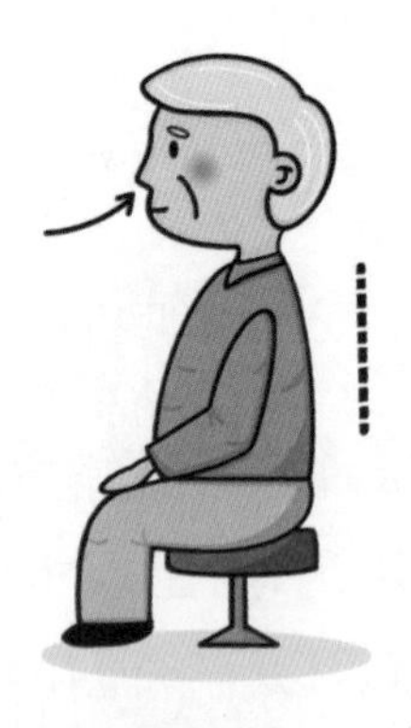

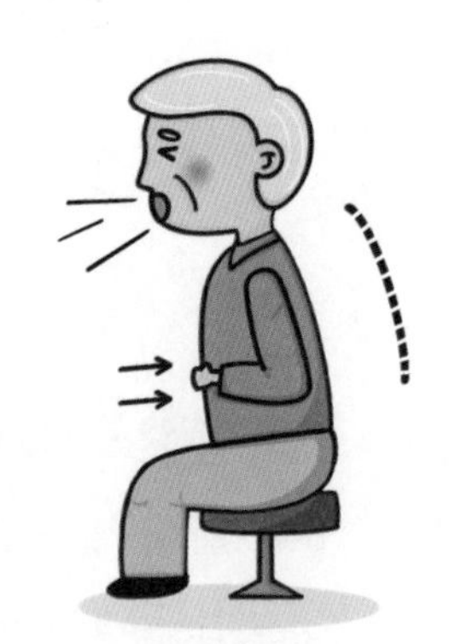

坐在椅子上
身体保持平直状态
深吸气

双手按压腹部
倾斜上半身
在咳嗽过程中腹肌收缩排痰

咳痰方法

15. 慢阻肺患者饮食原则

慢阻肺疾病的进展，很大程度上与患者自身免疫能力、功能水平有着较大关系。在这两方面能力较弱情况下，就非常容易发生肺部感染，加重慢阻肺。居家进行肺康复治疗护理时，千万不要忘记加强营养护理。

饮食要注意遵循清淡、少食多餐原则，这样可以促使身体从每天进食的食物中摄入大量营养物质，避免再次发生营养不良情况。每天要多吃一点新鲜水果、蔬菜及鱼类，这些食物中含有丰富的膳食纤维、蛋白质，大量摄入可以提升身体功能水平，降低肺感染风险。

16. 延缓慢阻肺进展的生活习惯

（1）戒烟：吸烟被公认为慢阻肺最重要的发病因素，吸烟时间越长，吸烟量越大，患病率也越高，因此，戒烟是预防慢阻肺最有效的措施。

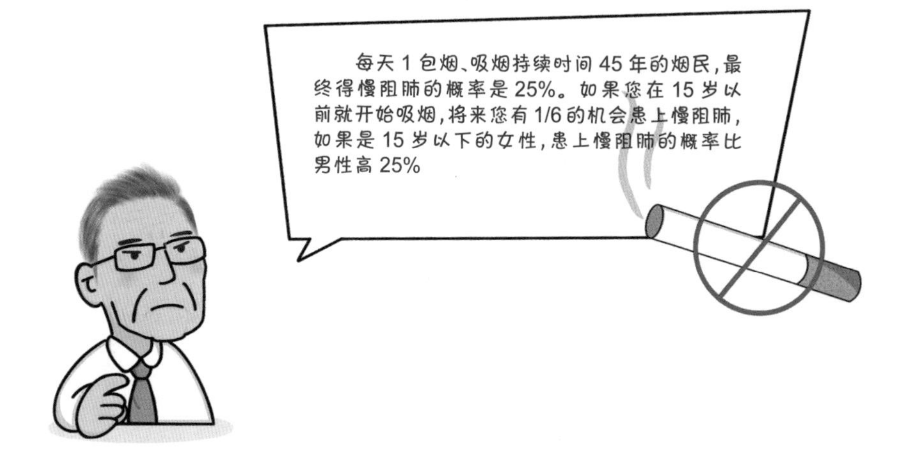

吸烟者慢阻肺患病率高

（2）远离空气污染：大气中的$PM_{2.5}$、二氧化氮等有害物质，会刺激呼吸道，引发慢性炎症，导致或者加重慢阻肺。研究发现，空气中的

$PM_{2.5}$浓度每立方米增加10微克，慢阻肺住院率增加3.1%，病死率增加2.5%！所以遇上雾霾天气，待在屋里是上策，如果出门记得戴上专用口罩，关于口罩的选择方法详见“三、护肺健肺照护要点”相关内容。

（3）避免室内污染：越来越多的研究发现，女性慢阻肺患者数量日益增加，大多与二手烟和烹调时产生的油烟有关，除此之外还有装修的有害物体，如甲醛等，这些都会导致慢阻肺形成。保持室内空气流通，每天开窗通风，如果天气情况不允许，可以借助空气净化器。

（4）注意口腔和鼻腔卫生：饭后充分漱口，每天早晚刷牙、清洁鼻腔。口鼻腔中寄存着大量的细菌等，如果不注意卫生，这些细菌会进入气道造成肺部感染，造成慢阻肺急性加重。

（5）少去人群聚集场所：积极预防和治疗上呼吸道感染，避免急性加重。在流感高发季节，可以选择接种疫苗。

（6）注意观察自己身体状况：包括体温、咳嗽、痰液性状（痰液量、颜色、黏稠度等）、呼吸困难、疲乏等。学会评估自己的病情，病情变化时应及时就医。

（7）保证睡眠质量，保持心情舒畅。

由于慢阻肺具有病程长、治愈难度大等特点，患该疾病后会出现焦虑、抑郁、暴躁等不良情绪。这些情绪迟迟得不到疏解，不利于疾病康复。因此，一定要注意采用多种方法加强心理护理，使不良情绪能够尽快疏解，保持轻松愉悦的心情。正确看待疾病，与医护人员建立良好的关系，在医护人员关心与帮助下，树立战胜疾病信心。最终取得理想的慢阻肺干预效果，确保肺功能有效提升。

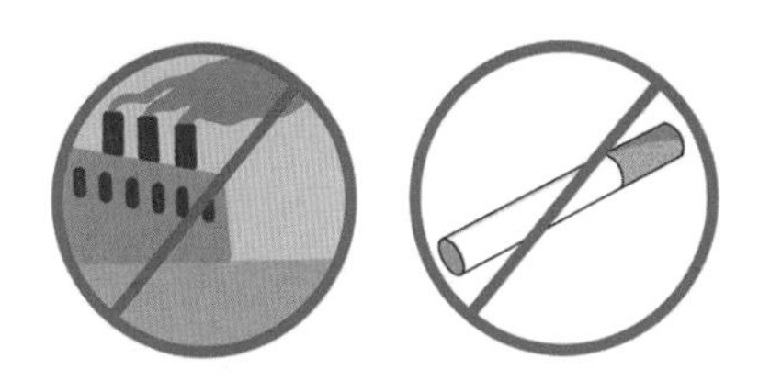

戒烟，远离环境污染 ①

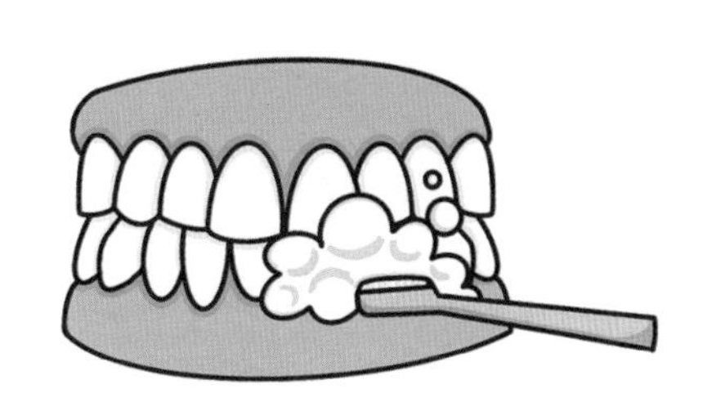

② 注意口鼻腔卫生

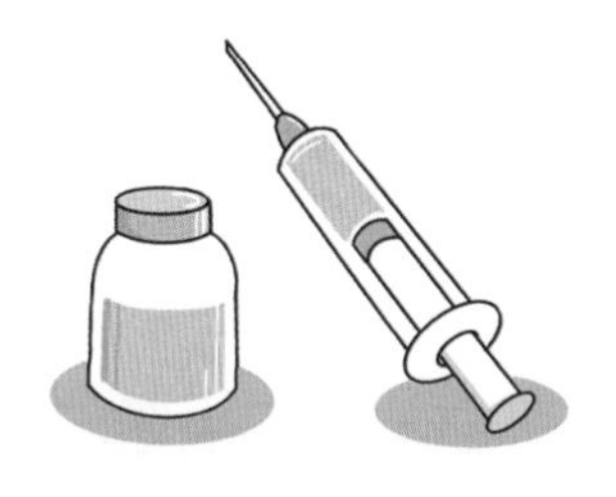

③ 流感高发季，可以选择接种疫苗

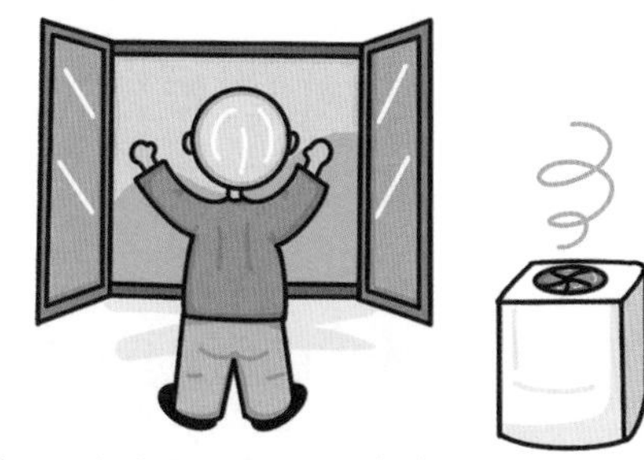

④ 每天开窗通风，或者借助空气净化器

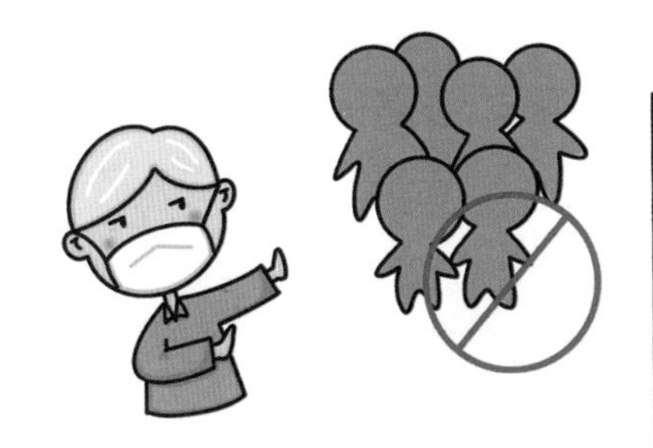

少去人群聚集的场所，避免接触呼吸道感染人群 ⑤

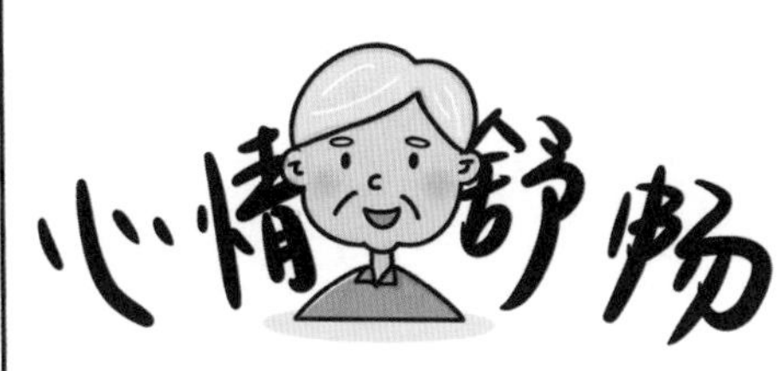

⑥ 保持心情舒畅

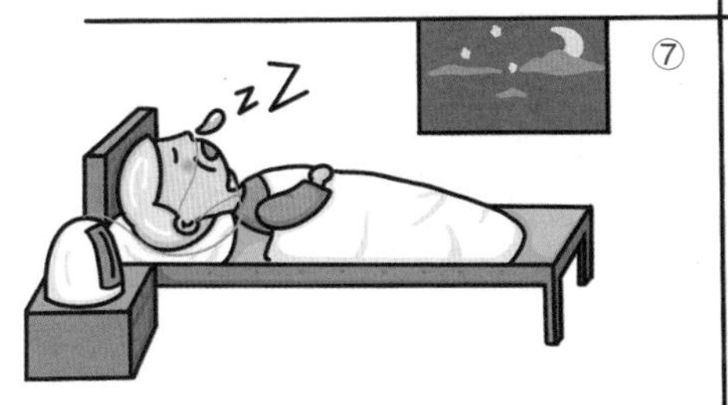

⑦ 每天吸氧15小时以上，尤其是夜间睡眠时

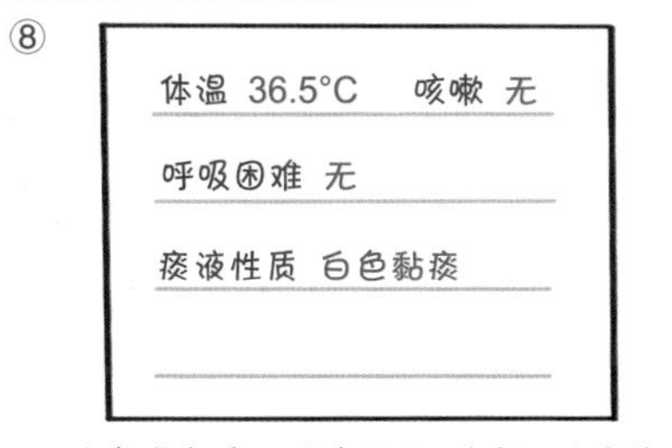

体温 36.5°C 咳嗽 无
呼吸困难 无
痰液性质 白色黏痰

⑧ 注意观察自己身体状况，学会评估病情

预防慢阻肺

（六）肺癌的照护要点

1. 谈“癌”色变

雾霾天，躲不掉，二手烟，也难逃。说起我们的肺，真是多灾多难。

据 2018 年全国癌症报告显示，最近三年平均每天有超过 1 万人被确诊为癌症。其中，受社会老龄化、长期吸烟、空气污染等因素影响，肺癌发病率正在以每年 26.9% 的速度增长，成为综合发病率和死亡率排名第一的“健康杀手”。

目前认为吸烟是肺癌最重要的高危因素。流行病学研究显示，一个不吸烟的人患肺癌概率只有吸烟者的五分之一。二手烟、饮食、电离辐射、遗传、既往肺部慢性感染等，也可能导致肺癌。

2. 肺癌信号早知道

肺癌早期症状较轻微，甚至无任何不适。很多患者有明显症状时，往往已是晚期，这时 5 年存活率仅为 12%。若能早发现早治疗，5 年存活率可达 90% 以上。

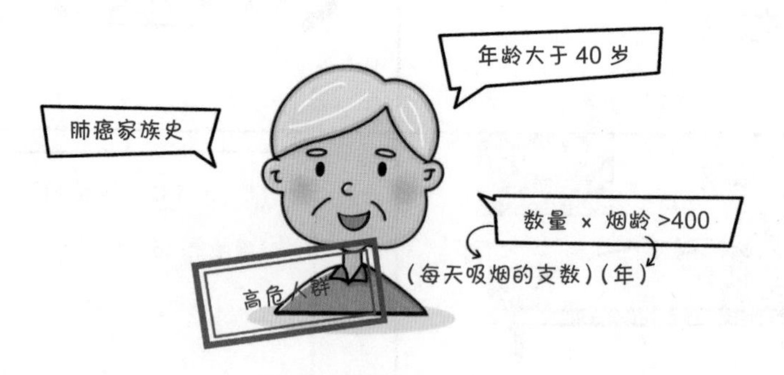
年龄大于 40 岁
肺癌家族史
数量 × 烟龄 >400
（每天吸烟的支数）（年）
高危人群

肺癌高危人群

想做到早发现，最好的办法是肺癌筛查。专家建议高危人群每年至少做一次有针对性的检查。而目前筛查肺癌方式有很多，如抽血化验、痰液培养、基因检测等，其实最可靠、最有价值的还是做胸部 CT。

虽然肺癌早期症状隐匿，但也不是无迹可寻，我们要警惕身体发出的以下信号：

（1）长期咳嗽：如果患者咳嗽持续超过三周以上，需要引起重视。

（2）发热：以此为首发症状者占 20% ~ 30%，如果发热时间持续一周以上，并且药物治疗无效，则要考虑是不是恶性肿瘤在搞鬼。

（3）咯血：痰中带血或咯血亦是肺癌常见症状，以此为首发症状者约占 30%。肺癌咯血特点是间断性或持续性、反复少量痰中带血或少量咯血。

（4）胸痛：肺癌以胸痛为首发症状者约占 25%。常表现为胸部不规则隐痛或钝痛。

（5）上肢剧痛：肿瘤可能压迫神经，引起同侧上肢剧痛。

（6）多发性肌炎：表现为进行性全身无力，食欲减退，加重时行走困难，卧床难起。

（7）无症状的肺部结节：很多人在体检的时候发现肺部结节，但是又没有特殊不适，特别是对于孤立单发的结节，需要高度重视，有时这是早期肺癌的表现，需要定期复查。

另外，当有活动后胸闷、喘不上气、声音嘶哑、疲乏、精神差、体重下降等症状时，不管年纪多大，平时身体多么强健，都要警惕肺癌的可能，尽早去医院就诊。

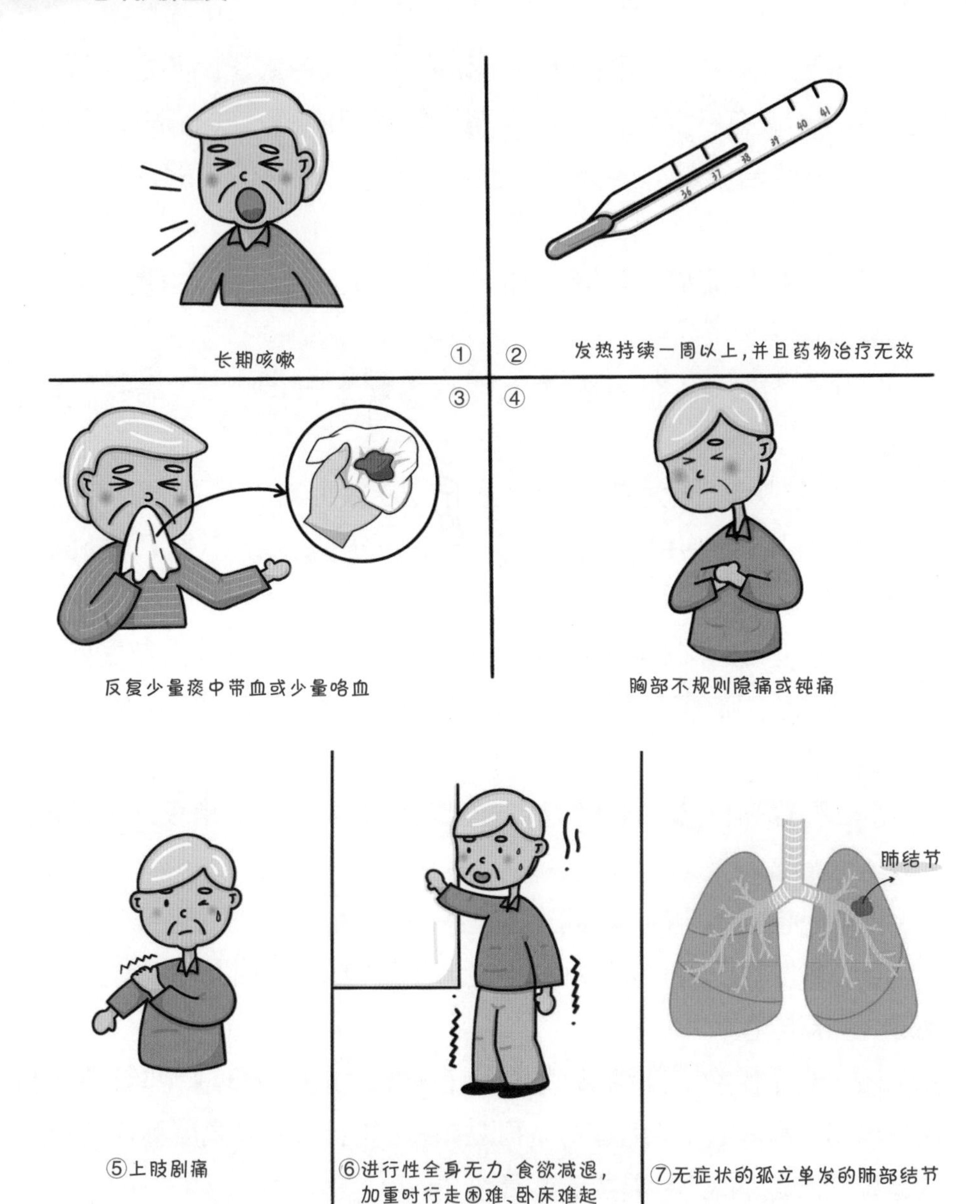

警惕身体信号

3. 为什么我的手指变成了打鼓槌

杵状指也叫鼓槌指，其特点为末端指（趾）节明显增宽增厚，指

(趾)甲从根部到末端呈拱形隆起,使指(趾)端背面皮肤与指(趾)甲所构成基底角等于或大于 180 度。

杵状指可能是严重心肺疾病信号,包括许多肺部疾病和先天性心脏病。在肺部疾病中,杵状指最常见于肺部肿瘤、支气管扩张症和肺脓肿患者。有研究表明,肺部肿瘤伴有杵状指通常是恶性的,因此关注手指状况可以帮助我们尽早捕捉到疾病信号,进行疾病筛查。

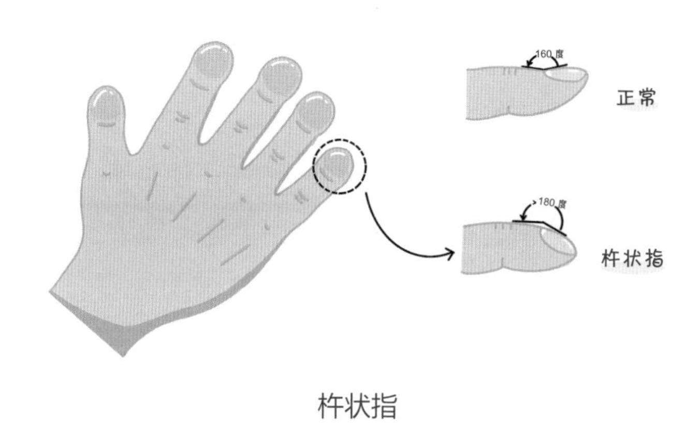

杵状指

4. 如何科学控制癌痛

疼痛是一种令人不快的感觉和情绪上的感受,伴有实质上或潜在组织损伤,搅得人时刻煎熬却又挥之不去。对于肺癌患者,中、晚期患者可能出现各种疼痛,剧烈癌痛会导致心率加快,血压、血糖升高,身体免疫力明显下降等一系列副作用,严重影响生活质量。

很多患者认为控制肿瘤比控制疼痛重要,癌痛是正常的,不是病,可以忍着,对身体影响不大,肿瘤治好了自然就不痛了。所以,他们只有当疼痛剧烈时才用镇痛药,甚至还有很多患者认为用药会成瘾,而不愿意接受规范的疼痛治疗。

其实这是非常错误的观念。随着肿瘤向晚期进展,患者疼痛加重,止痛药剂量需要增加,同时阿片类药物有一定耐受性,因此有些患者用药量逐渐加大,这是很正常的,并不属于成瘾。早期规范应用阿片类药物，几乎没有成瘾性。甚至因为疼痛消失，睡眠改善，食欲和体质增强，还可以延长癌症患者生命。

那么，怎样科学地应用止痛药呢？老年人使用止痛药存在什么误区呢？

（1）止痛药需要按时吃吗

癌痛是 24 小时持续存在的，按时吃药能让患者身体内药物浓度稳定，从而很好地控制疼痛。如果总是打乱规律，让药物浓度忽高忽低，就会出现用更大的剂量都控制不住的疼痛，所以癌痛患者一定要按时吃药，保持血药浓度稳定。

（2）出现爆发痛要忍着等到下次吃药时间到来吗

所谓爆发痛就是患者在原本稳定、持续疼痛基础上出现的短暂而剧烈的疼痛，如果出现了，不需要忍痛，及时求助医生，只要医生做出诊断，会按患者病情给予一定量吗啡即释片（短效吗啡片），服用后 15 分钟就能起效，60 分钟达峰值。

如果患者总是出现爆发痛，说明一直按时吃止痛药已经不能有效镇痛了，需要联系医生进行调整。

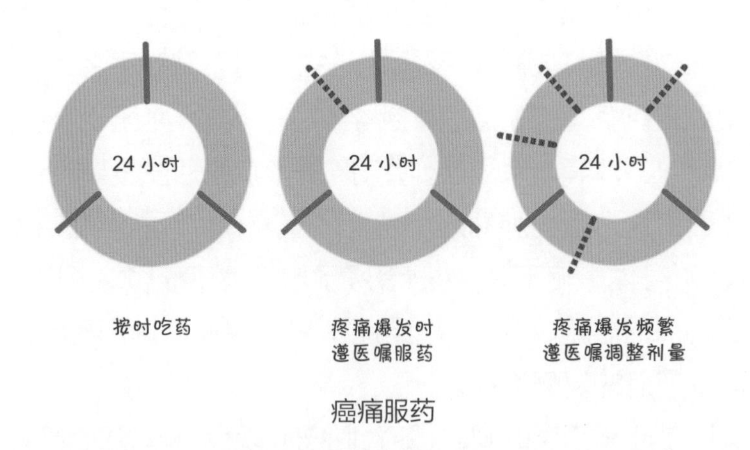

癌痛服药

（3）如果患者主要是晚上痛，可以改成晚上吃药吗

可以酌情考虑。但任何剂量调整都要在医生指导下进行。

（4）服用止痛药的同时患者可以服用其他药物吗

止痛药和其他药物可以同时用，但是需要提醒您，不要手里拿一把药一起吃下去，因为很多药物之间有相互作用，甚至会产生一些毒性，建议患者服用多种药物时，服药时间间隔半小时。

（5）止痛药是否能和安眠药同时服用

可以，合理使用时，两种药物能起到 1+1>2 的效果。比如有的患者晚上失眠辗转反侧，这时对疼痛感受也更敏感，与其加大镇痛药物剂量，不如稍微加一点镇静药物，也能更好地帮助患者减轻疼痛，进入睡眠状态。

（6）患者可以自己加大剂量控制疼痛吗

如果疼痛控制不住了，加大药物剂量是可以的，但一定要咨询医生，是不是有新的问题出现了，是病情加重了？还是出现了其他症状，需要辅助用药？不能只是一味加药，不仅疼痛没有控制好，副作用还越来越重，这就得不偿失了。

（7）患者忘记按时服用药物怎么处理

如果患者这顿药忘了吃，就不用专门去补了，如果出现爆发痛就按爆发痛处理，以后的药按时吃就好。可以试着把用药时间、效果、吃药后的副作用都详细记录下来，就诊时，便于医生迅速了解患者用药情况。

（8）患者可以自己停药吗，有什么后果

患者擅自停药，会引起突然的撤药反应，比如大汗淋漓、疼痛加剧等，这会让患者非常难受。如果患者觉得疼痛控制得很好，医生会帮助您逐渐减量、停药。减药后还需要观察 1 ～ 3 天，如果疼痛又出现了，就说明还不能减，如果减药以后疼痛依然控制得很好，再进行下一轮递减，直到可以停药。

（9）怎样用药可以避免药物“不管用”

为了避免药物“不管用”情况发生，用药时都是从药效比较弱的药、从小剂量开始用起，很多患者癌症病情进展可能比较快，用一段时间弱的药物就可能会出现药物效果不佳情况，这时医生还能及时转成强效药物。如果抗癌治疗有效，病人恢复得好，疼痛评分下降了，也可以相应地减药，或者从强阿片类药物换回弱阿片类药物。

（10）服用药物对患者的日常生活还有其他影响吗

由于常用药物都是中枢神经抑制剂，很多患者尤其是老年患者在服药后会出现神志恍惚、注意力不集中，甚至嗜睡症状。所以这部分患者一定不要开车或者做一些比较精细的工作。

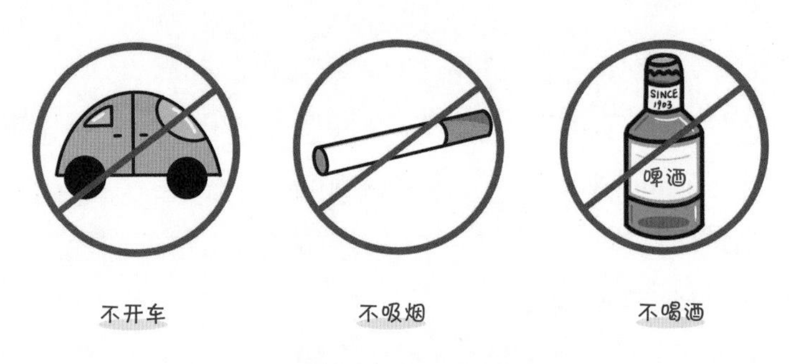

应用镇痛类药物禁忌事项

另外要提醒患者，本身得了肿瘤就不建议再抽烟喝酒，如果使用了镇痛类药物，饮酒会导致肝酶功能下降，影响药物代谢，会让药物在体内蓄积产生毒性，所以用药的癌痛患者尽量不要抽烟喝酒。

越早进行科学治疗、越好控制病情才能越快恢复身体健康。越是拖延病情，错过最佳治疗时间，越容易导致病情反复甚至恶化，而且治疗费用反而会变得更多。

5. 肺癌患者心理照护

肺癌患者有多种心理障碍，表现为焦虑、抑郁、恐惧、压抑、愤怒、绝望等，这些不良心理状态常常是癌症催化剂，影响生命质量。因此，面对不同心理表现的患者，我们应该采取不同的照护要点。

在开始得知患有癌症时，患者大都无法接受这一事实，会否认患病事实，认为医生诊断错误。

对于该阶段患者，要允许他们花一段时间去接受。家人可以通过交谈，倾听患者内心痛苦，鼓励患者面对现实，树立战胜癌症信心。患者本人可以通过浏览肺癌相关书籍、询问主治医生、病友等方式，主动了解肺癌相关知识，建立战胜疾病的信心。

患者在否认事实时，心中多少还会存有一些希望，当看到事实无法改变时，就会由否认转为愤怒，把怒气发到家属和医护人员身上。

癌症是一个家庭的事，这时候，家人应经常花时间与患者耐心交谈，让其说出心里的感觉，做好共同抗癌准备，相信家人是自己最坚强的后盾。

当患者经过一段时间的愤怒和发泄，会慢慢地平静下来，但其内心的心理活动却没有平息，只要对自己有用的方法，都想进行尝试，甚至求神拜佛保佑自己疾病好转，求生欲望增强。面对这种情况，不妨采用“心理暗示疗法”，利用言语、动作，暗示患者一定会好的，解除其心理压力和负担。还可以通过聆听、欣赏乐曲，保持心情愉悦，助力于康复。

在患者接受治疗过程中，当治疗副作用难以忍受或治疗效果不佳，癌症复发时，面对残酷的事实，患者会表现出悲伤、哭泣、沉默、食欲缺乏、忧郁、畏缩、无助感及绝望感，甚至可能出现自杀倾向。这时家人应密切关注患者情绪变化，避免独处，注意周围安全隐患。最好能向心理医生寻求专业帮助。

患者可以与亲朋好友一起散步、聊天，及时抒发内心的不愉快。还可以通过打太极、做瑜伽、进行冥想等放松训练，缓解精神紧张。

在经过内心挣扎后，患者情绪会慢慢平静下来，重新接受事实，矫正心情，面对疾病与治疗对生活造成的巨大改变。这一时期患者能够较为理智地接受治疗，此时家人可以和患者一起参与到肺癌治疗团体中，通过病友互助，知识共享，相互支持等方法，增加康复信心和抗病意志力。

6. 放、化疗患者照护要点

（1）口腔黏膜炎

肿瘤患者，在放化疗期间往往会经历多种不良反应，常见不良反应包括白细胞降低、贫血、恶心呕吐、脱发等。但还有一种不良反应，会让患者实实在在感受到疼痛和生活质量严重下降，常常被简单描述为口腔溃疡，医学上有一个专有名词——口腔黏膜炎。

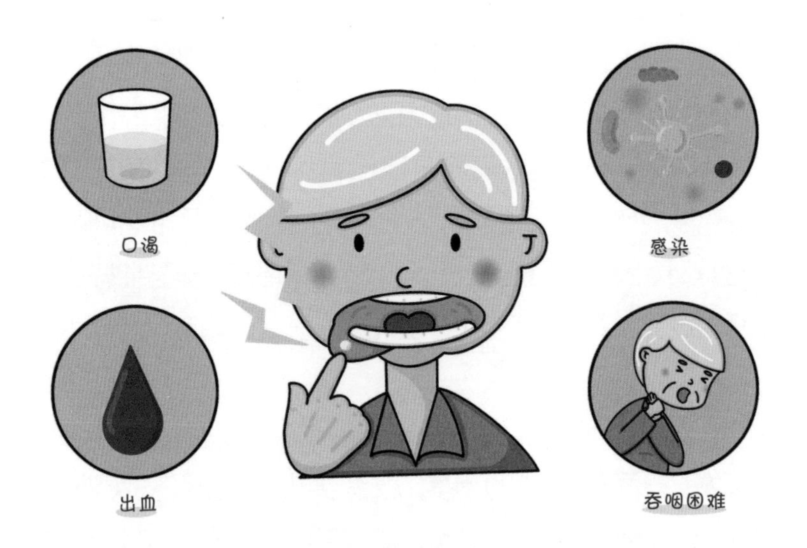

口腔黏膜炎

通常在治疗后第 3 ~ 10 天开始有口腔黏膜不适，可表现为口干、发红、肿胀、溃疡、疼痛、出血、味觉改变、进食及吞咽困难、食欲下降及言语困难等症状，严重者可导致感染、营养不良，甚至危及生命。

中国肿瘤营养治疗指南中明确指出，口腔黏膜炎的预防重于治疗。

总体来说，放化疗患者可以通过做到以下事项来预防和控制口腔黏膜炎：

①不要使用自来水或纯净水漱口，而应选择用生理盐水或碳酸氢钠水漱口；避免使用含有酒精的漱口液，以免刺激口腔黏膜；每日多次漱口，且进食后要立即漱口。

②要保持口腔湿润，可在室内使用加湿器，增加空气湿度在 60% 左右。

③使用化疗药物前 5 分钟起，可口含冰屑 30 分钟，但要注意避免冻伤。

④要避免进食过冷或过热、粗糙、尖锐、辛辣、酸性的食物，以免造成口腔黏膜损伤和刺激口腔，加重炎症。

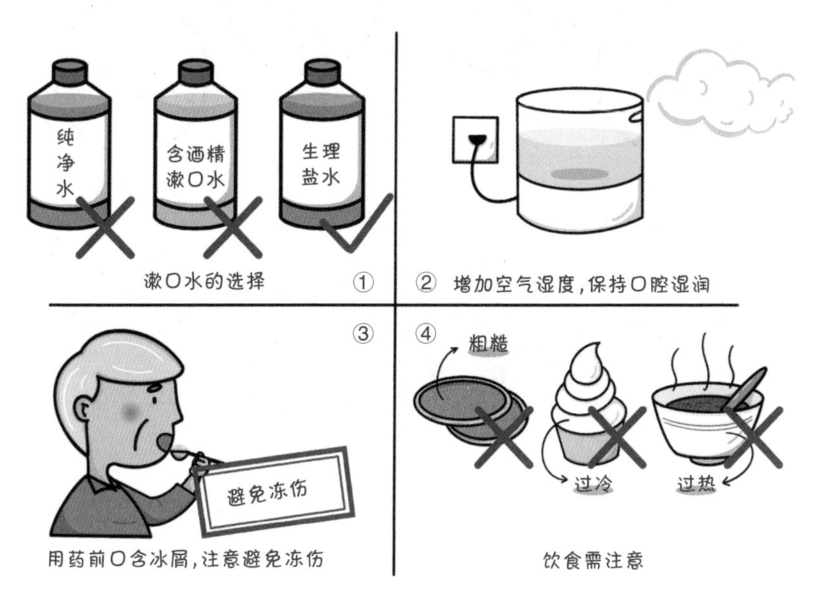

口腔黏膜炎注意事项

（2）白细胞降低

白细胞数量减少是化疗药物治疗过程中常见的毒性反应，作为机体免疫防御“保卫兵”，如果出现程度较大的白细胞减少，那么机体免疫抵抗力就会下降，更严重者会导致机体免疫力基本或完全丧失。

因此，我们首先要掌握白细胞减少动向：

①在化疗结束出院至下一次化疗 2 ~ 3 周内，患者注意观察，警惕可能会出现白细胞降低。通常患者可在这一期间进行血常规检查，以跟踪白细胞动态变化，这是最直观的手段。

②化疗后，若出现了以下几种症状，也有助于患者进行判断：鼻塞；喉咙痛；颈部僵硬；寒战、出汗；呼吸急促；发热，体温≥38 摄氏度长达 1 小时或单次体温≥38.5 摄氏度；出现咳嗽或者原有的咳嗽性质发生改变；肢体酸软、食欲减退、精神萎靡。

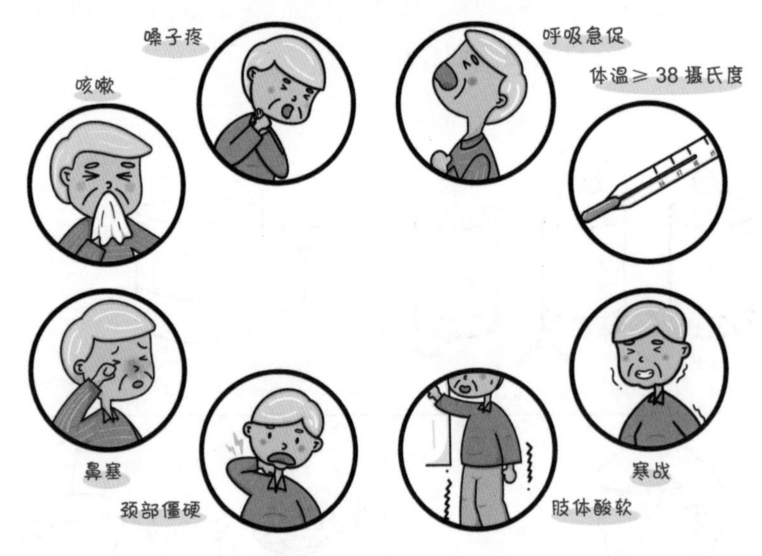

掌握白细胞减少动向

若出现上述症状，需要警惕，及时告知医生相关情况，采取应对处理措施，目前主要的治疗手段包括升白针、抗生素等。另外，保持良好卫生习惯，是预防感染的绝佳“利器”。

勤洗手；使用的物品定期进行紫外线消毒；居住环境定期清扫、保持卫生整洁；尽量避免到人员密集的地方，出行戴口罩。

避免直接接触动物粪便、泥土等存在大量细菌的东西；不要与他人共用食物、杯子、餐具、其他日用品，餐后要漱口；使用软牙刷清洁牙齿牙龈；确保食物干净、卫生，肉和蛋要煮熟确保杀死细菌，避免进食生冷、过夜食物。

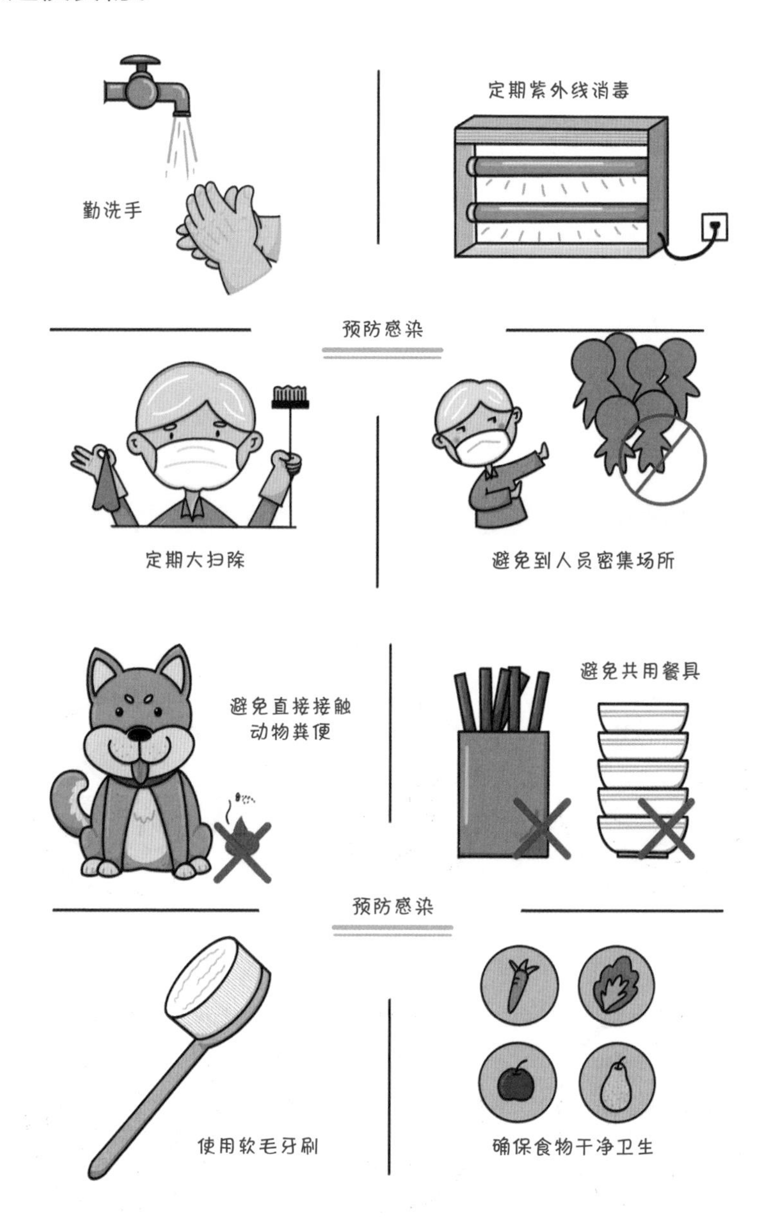
勤洗手
定期紫外线消毒
预防感染
定期大扫除
避免到人员密集场所
避免直接接触
动物粪便
避免共用餐具
预防感染
使用软毛牙刷
确保食物干净卫生

7. 放、化疗患者饮食原则

放射治疗是一种治疗肺癌的重要方法，但易引发一系列并发症，以营养不良较为多见，这会导致放疗的毒副作用（如恶心呕吐、吞咽困难、放射性食管炎等）更加严重，各种毒副作用又会对患者的营养摄入造成直接影响，两者恶性循环，加重了营养不良程度，最终导致患者体重降低。

专家建议放化疗期间，饮食应注意“三高一多”，即高蛋白、高热量、高维生素、补充足够多水分。

（1）放化疗前 1 ~ 2 周

治疗前需要增加营养，使机体有一定的营养贮备。

应多进食瘦肉、鸡、鸭、蛋、奶、水产品（鱼）、大豆制品、米、面、杂粮、新鲜蔬菜和水果等高蛋白（增加 50%）、高热量（增加 20%，肥胖者不增加）、高维生素食物。

参照中国营养学会制定的正常每日膳食推荐摄入量：谷薯杂豆类 200 ~ 500 克，大豆或其制品 20 ~ 40 克，蛋肉水产类 100 ~ 200 克，蔬菜 300 ~ 500 克，水果 200 ~ 400 克，油 25 ~ 30 克。

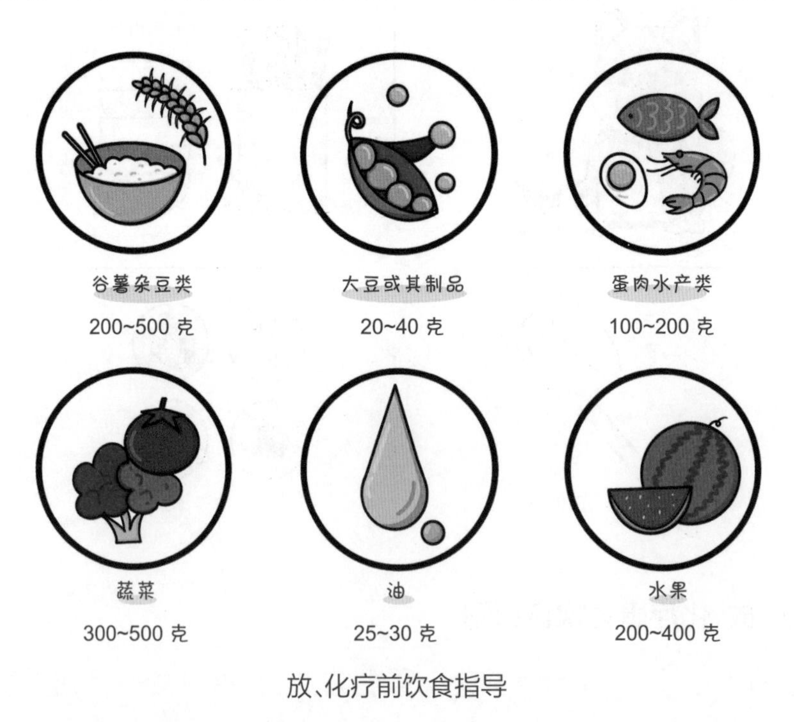

放、化疗前饮食指导

放化疗患者，应在此基础上适当增加肉鱼蛋奶及蔬菜、水果来达到“三高”。例如增加一杯奶、一个蛋、二两鱼即可增加 30 克蛋白质、400 千卡（约 1674 千焦）热量。

（2）放化疗期间

治疗期间，患者可能出现恶心、呕吐、吞咽困难、腹泻或便秘等情况，很容易导致脱水及食欲降低。美国有关指南推荐：将肺癌患者体重指数维持在 18.5 ~ 25.0 千克 / 平方米 ，并建议处于治疗及早期恢复阶段患者，尽可能食用容易吞咽食物，并遵循“少食多餐”的膳食原则。

①可以适当增加食物种类，通过多样化饮食刺激食欲。

②最好以蒸、煮、炖等方式为主要烹调方式，避免烟熏、炸、烤等不健康烹饪方式。

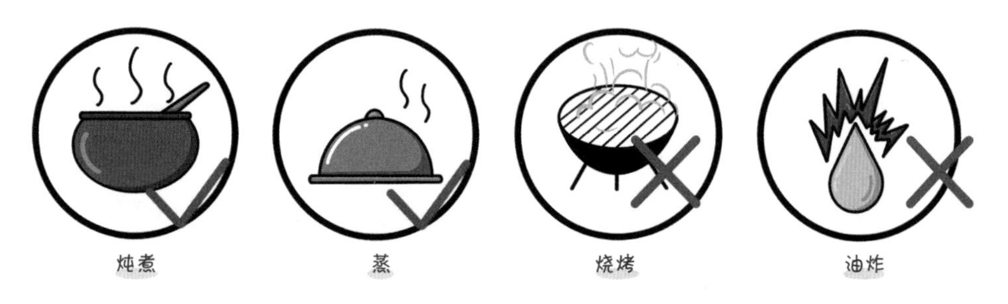

放、化疗期间食物烹调方式

③避免进食生冷或隔夜食物。因为这些食物中的病原体可能相对较多，而放化疗会导致患者白细胞减少、抵抗力下降，摄入这些病原体多的食物容易出现感染性疾病，加重病情。

④应特别增加汤类、茶水饮料，以补充足够多水分。除食物中的水分外，每日需额外补水 2000 毫升以上。可选白开水、绿茶、蜂蜜茶、菊花枸杞茶、胖大海蜂蜜茶、罗汉果茶、参须麦冬茶、陈皮茶等补充水分。另外，还要多吃粥、菜汤、豆浆、果蔬汁等食物补水。

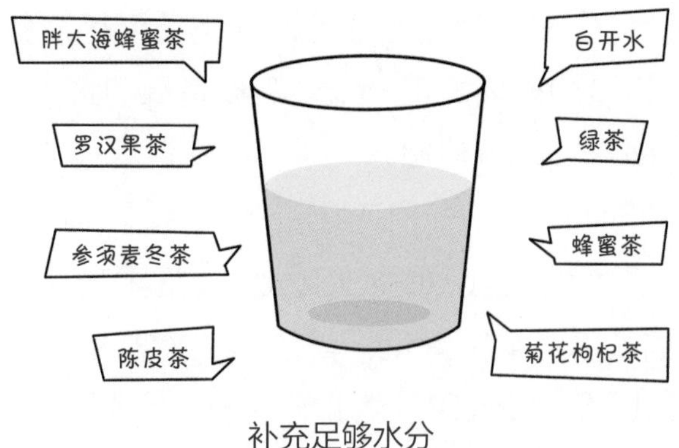

补充足够水分

⑤若患者体重指数降低明显，可采用高能量营养剂口服；若无法达到患者日常营养需求，可采用富含矿物质或微量元素的特定营养剂。

⑥对于已存在营养不良的患者，建议在营养师指导下，辅助补充一些特殊医学用途配方食品（肠内营养制剂）如全营养素、匀浆膳等，有利于较快改善营养状况。

⑦放射治疗后对肠内营养不耐受且需要进行营养干预的肺癌患者，可给予肠外营养，通过静脉输液的方式补充身体所需要的营养物质。

8. 肺癌术后的功能锻炼

（1）呼吸肌的功能锻炼方式

患者可每天进行呼吸肌功能锻炼，分别进行深呼吸及缩唇呼吸，每天 2 ~ 6 次，每次 10 ~ 20 分钟。

（2）“吹气球”动作锻炼

吹气球锻炼从术后第一天就可以开始了，首先深吸一口气，对着气球口慢慢吹，直到吹不动为止。需要强调的是，吹气球不在于吹得快，也不在于吹得多，只要尽量把气吹出就可以。一般每天吹 5 ~ 6 次，不要过于勉强，根据自己的身体状况量力而行。

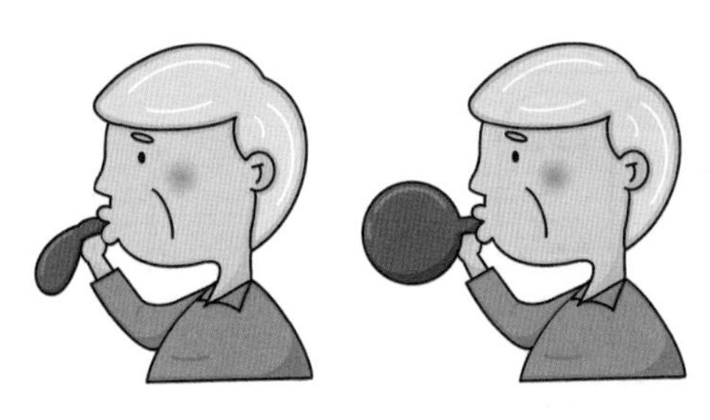

深吸气，吹到吹不动为止
每天 5~6 次

吹气球

如果身边没有气球，可在玻璃瓶中装入半瓶水，然后插一个吸管，对着吸管吹气泡也可达到同样效果。

（3）呼吸训练器

呼吸训练器是一种主动吸气锻炼装置，不仅可以增加吸气肌力量和耐力，也有助于肺泡气体排空，改善肺泡侧支通气及小气道分泌物向大气道流通。

第一步：连接软管到呼吸训练器，调整黄色指示针到个人的目标容量（目标容量可以参考说明书对照表）。

第二步：平静呼气，然后含住抗菌咬嘴。

第三步：匀速持续吸气，使白色活塞升至黄色指示针位置，或到患者不能吸气位置，然后保持屏气 1 ~ 2 秒。或者匀速持续吸气，使黄色浮漂保持在指定位置。

第四步：松开抗菌咬嘴，缩唇做口哨状，缓慢呼气。吸气与呼气时间比为 1 ： 2 以上。

训练频率为每天 5 组，每组 10 次。完成一次训练后，先进行几次平静呼吸，再开始下一次训练。如果出现胸闷、气急、剧烈胸痛，需要立刻停止训练。

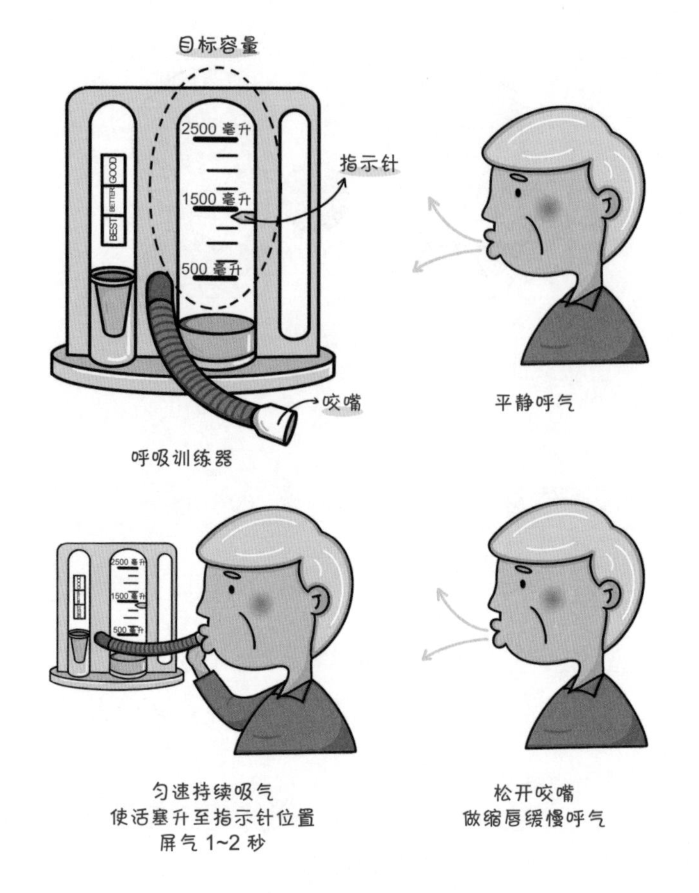

呼吸训练器

（4）呼吸排痰

术后有效咳嗽不仅能将压瘪的肺部重新通气复张，恢复肺功能。而且可以促进残留在肺内血液和组织细胞，肺部小支气管及末梢痰液排出，防止感染发生。

因此，专家建议患者尽早进行有效咳嗽，一般在术后一苏醒，就应该鼓励其咳嗽，每天 3 ～ 4 次，每次 5 分钟。

有效咳嗽方法为：先深吸一口气，然后用腹部力量用力咳出。如果伤口疼痛，难以配合，可以先扶患者坐起，家属帮助患者按压伤口，让其用腹部力量进行有效咳嗽。必要时，家属可以用手指按压患者两锁骨中央的气管处，刺激其咳嗽。也可以对患者进行肺部轻叩、背部轻拍等物理方法促进排痰，前提是动作要适度轻柔，避免影响伤口愈合。

（5）耐力训练

术后两周，就可进行适当运动，但对于恢复较慢、处于放化疗期间、身体较弱或患癌症前没有运动习惯者，不适合进行太高强度运动，在运动选择方面应以低强度运动为主，即在做运动时说话和唱歌都可以同时随意进行，如：散步、轻度瑜伽、太极等。这类运动强度较低，不易给患者身体带来太大压力。

术后、化疗后恢复较好，且身体上没有其他问题，但易产生疲惫、焦虑甚至有抑郁倾向的患者，可以选择进行中强度运动，即在做运动时只能说话，无法唱歌，如快走、慢跑、爬楼梯、骑自行车等。锻炼时间可依据自身情况决定，每周 3 ~ 4 次，每次不超过 1 小时。这样运动除了能让患者放松心情、缓解疲惫感，还能增强与改善其心肺功能。

1）功率自行车运动训练

患者自行调控速度，在承受范围内逐步加快步行速度及自行车功率。运动量控制在呼吸困难指数（Brog）评分 5 ~ 7 分之间，若在运动过程中有明显气促、腿疲倦、血氧饱和度下降（<88%）或其他合并疾病引起身体不适，可停下休息，待恢复原状后再继续进行训练。每天 2 次，每次 15 ~ 20 分钟，一疗程为 7 ~ 14 天。

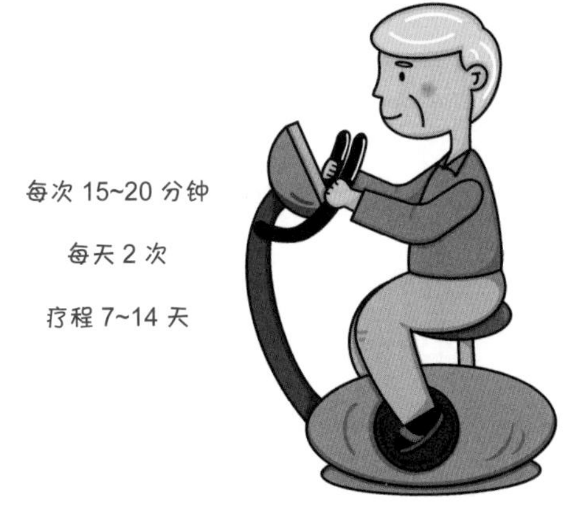

功率自行车训练

2）爬楼梯训练

在专业人员陪同下进行，运动过程中调整呼吸节奏，采用缩唇呼吸，用力时呼气，避免闭气，稍感气促时可坚持进行，若有明显呼吸困难，可短暂休息，尽快继续运动。每天 2 次，每次 15 ~ 30 分钟，一疗程 3 ~ 7 天。

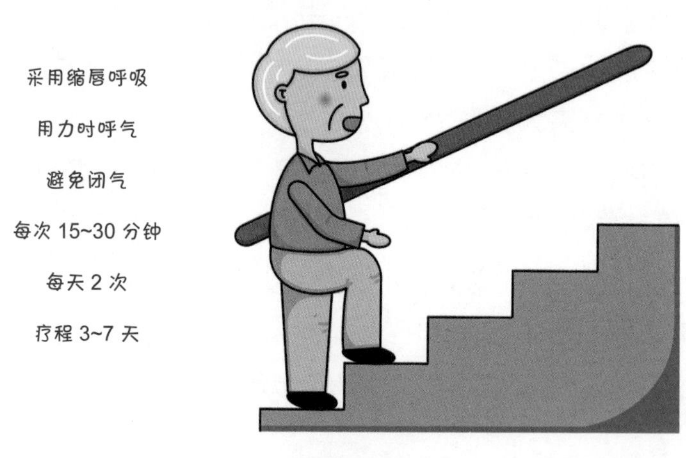
采用缩唇呼吸
用力时呼气
避免闭气
每次 15~30 分钟
每天 2 次
疗程 3~7 天

爬楼梯训练

还有部分患者可能因为治疗产生身体上“不便”，需要根据不同的病征选择不同的运动。比如因治疗而导致周围神经病变或有淋巴水肿的患者，在进行运动之前最好先咨询主治医生建议。

9. 肺癌术后科学饮食照护方法

术后患者常出现消化功能紊乱、食欲缺乏，术后饮食原则以清淡、细软、容易消化吸收为主。在食物选择与进补时，不要急于求成，从流质饮食开始，逐渐过渡到半流食、普食。选择饮食时，还应注意各种营养平衡，以利于术后机体康复。肺癌患者术后要注意调整饮食习惯，恢复期间增加蛋白质摄入量，多吃新鲜蔬菜和水果等，避免辛辣刺激性食物、油炸食品、烟酒等，除此之外无其他特殊忌口。

流质饮食：指液体或可在口中溶化为液体的食物。流质饮食需要每 2 ~ 3 小时供应一次，每日 6 ~ 7 顿，每次 200 ~ 250 毫升。

常见的流质主食就是米汤。芝麻糊、枣泥糊、藕粉、汤类（肉汤、鱼汤、菜汤、蛋花汤）、果汁、牛奶、豆浆也都可以食用。不过，纯果汁能量过高，糖尿病患者要谨慎食用。

半流质饮食：半流质形态为半流体，每餐限量，蛋白质含量稍低。每日需 5 ~ 6 顿，每顿食物总容量 300 毫升左右。

半流质饮食有很多种，主食包括粥、烂面条、小馄饨、面包、蛋糕。若有患者家属想给患者补充营养，可以加点荤菜（比如肉末、肉丸、肉丝、肉泥、肝泥、鱼片、虾仁、虾球）和蔬菜水果（菜泥、嫩菜叶、软茄子、软土豆、果泥）。蒸蛋羹、炒蛋、乳制品、嫩豆腐、豆腐脑、豆浆也都可以吃。需要注意，饺子、饼、大块肉类、大块蔬菜水果、豆类都不属于半流质饮食。

普通饮食：就是正常的饮食，顿数就是正常的“一天三顿饭”。

肺癌虽然可怕，但也不需要恐慌，有癌早治，无癌早防，健康生活，从此起航。

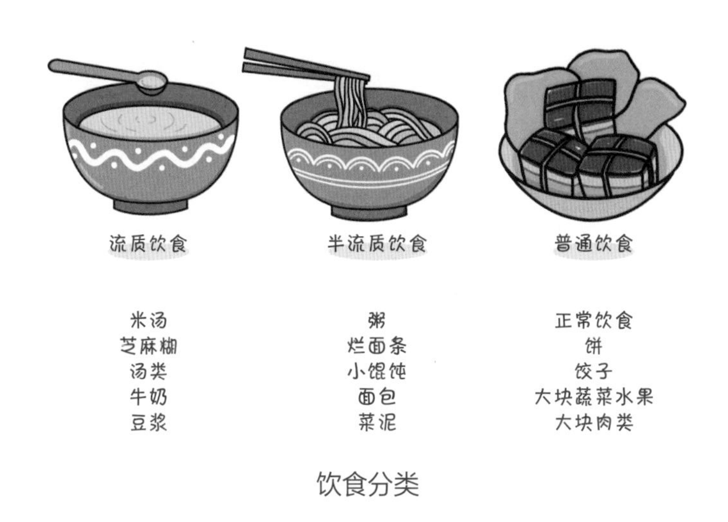

饮食分类

（七）老年人的敌人——肺炎

今天老费又去了医院，这次不是去看病，而是去探望他的老朋友——老王。说起老王，跟老费一样是老烟民。这次住院是因为着凉后发热，原本以为是感冒，可如今却住进了医院。因为病情严重还插上了气管插管。这都是肺炎惹的祸！

在医院病房里，老王插着管子，喘气离不开呼吸机，每两小时还要吸痰，看着老王饱受折磨的样子，老费心想：年轻时体壮如牛的老王，怎么就成了眼前这副样子，感冒还能要了命？

确实，感冒并不会危及生命，真正致命的是呼吸道感染引起的肺炎。

1. 知己知彼

肺炎是全球范围内最常见、可导致死亡的传染性疾病之一，每年秋冬季不仅仅是流感高发时期，还是肺炎的“专利期”。肺炎根据病因及解剖不同分为多类，比如间质性肺炎、细菌性肺炎、病毒性肺炎等，2003 年的 SARS 和 2019 年末的新冠肺炎就属于病毒性肺炎。目前多按患病环境分为两种：社区获得性肺炎（CAP）和医院获得性肺炎（HAP）。

老年人容易患的多是社区获得性肺炎，指在医院外患的感染性肺实质炎症。病原体主要是细菌、病毒、衣原体和支原体等多种微生物，多数由肺炎链球菌引起。

社区获得性肺炎在全球范围内死亡顺位居第八位，是老年人最常见住院病因之一。大家可别小看肺炎，即使是轻度肺炎，对于老年人而言，带来的危险往往是致命一击。老年人由于机体免疫力低下、呼吸道防御系统功能减退，口咽部细菌数量及种类增加，以及合并有各种基础疾病，使肺部感染容易进展为重症肺炎。有研究发现，90 岁以上人群因肺炎导致的死亡率在 50% 以上，所以又把这种疾病叫做

"老年人的敌人"。

2. 如何识咳辨病

咳嗽是人体的一种保护性反射动作，可将呼吸道过多分泌物或异物咳出体外，如果咳嗽不停，可就要带来大麻烦了。

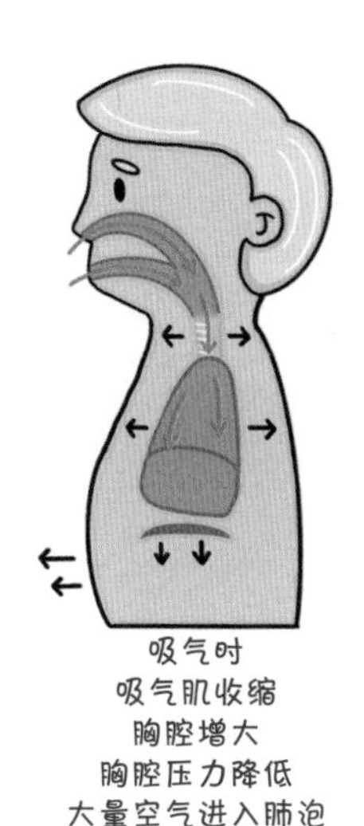

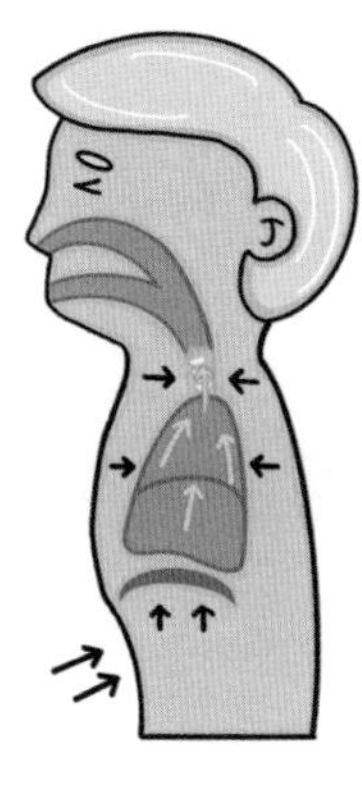

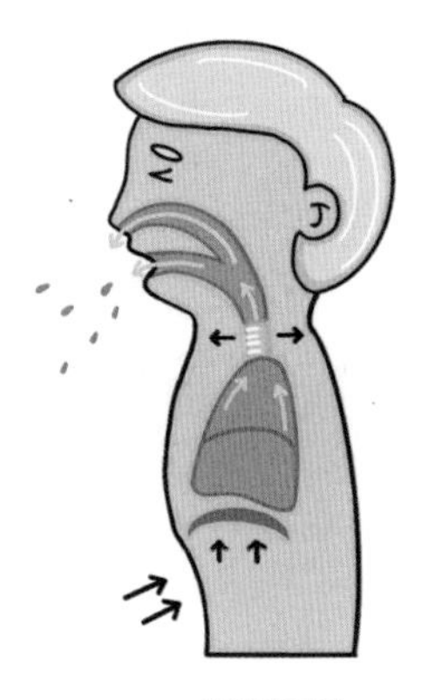

咳嗽形成

很多老年人，咳嗽时第一反应都是想把这烦人的咳嗽赶紧止住，于是就自己服用一些止咳药，或者使用一些止咳偏方。其实，发生咳嗽之后第一时间应该是判断自己的咳嗽类型，然后再对症下药。

小贴士

教您巧辨咳嗽：

（1）咳嗽无痰或痰量很少为干咳，多见于急性咽喉炎、初期支气管炎。

（2）急性骤然发生的咳嗽，多见于气管内异物。

（3）长期慢性咳嗽，多见于慢性支气管炎、肺结核等。

（4）咳嗽时如果伴有发热，常见于感冒、肺炎、肺结核（高热多见于肺部感染，低热常见于肺结核）。

（5）咳嗽伴有呼吸困难，甚至出现咳粉红色泡沫样痰者，有哮喘、心力衰竭的可能。

（6）咳嗽时痰中带血，常见于肺结核或急性支气管炎。

（7）咳嗽伴大量咯血，多见于支气管扩张及肺结核末期。

（8）如果出现刺激性干咳，服用止咳药物效果不佳，甚至持续加重出现高音调金属音伴有体重快速消瘦，则应警惕肺癌的可能。

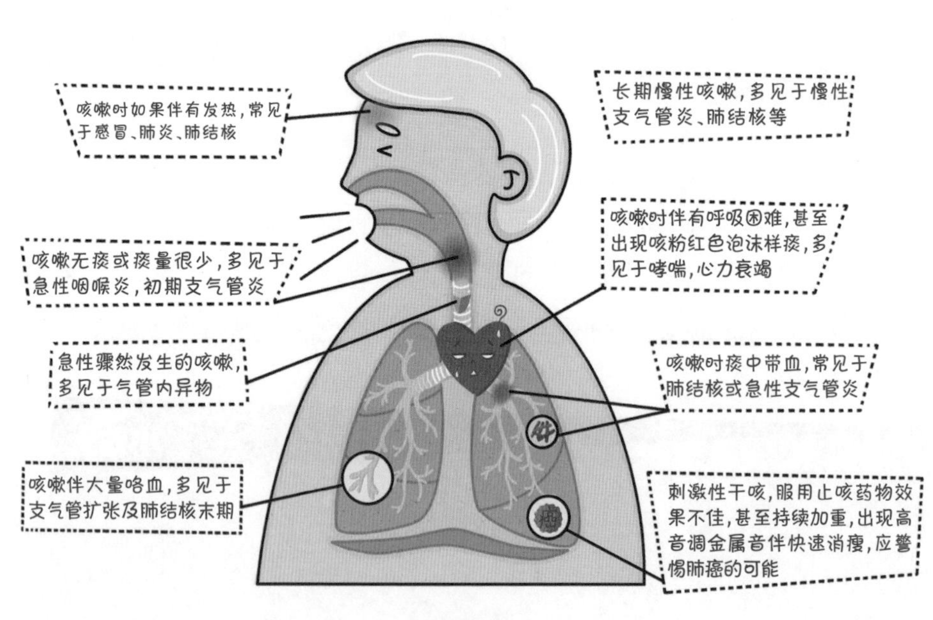

咳嗽类型

3. 带您寻找引发老年人肺炎的“元凶”

老年人肺部感染因局部产生炎症反应能力下降，常缺乏咳嗽、咳痰、发热、寒战、胸痛等肺炎特征性表现，是容易造成误诊漏诊和发展成重症肺炎的原因，所以为了规避风险，预防是关键。

那么这些敌人常常藏在哪里呢？

（1）误入气管的食物：老年人吞咽功能不好，特别容易把食物呛入肺中，造成吸入性肺炎，所以老年人尽量不要在吃饭时交谈，同时注意咀嚼要充分。

（2）口腔中的厌氧菌：它们常躲在牙缝和假牙中，一旦出现感染，会引起牙周脓肿。这些脓性分泌物再不小心呛到了气道，就会出现一种特殊的肺炎——肺脓肿。

（3）废旧衣物：家里的废旧衣物，上面堆积着很多灰尘、粉末，还有许多我们看不见的真菌。对于免疫力低下的老年人来说，吸入大量真菌容易引起真菌性肺炎。很多老年人因为搬家换季大扫除，被灰尘、粉尘呛到，突然开始憋喘发热，到医院检查，发现是真菌诱发气道过敏反应并继发感染。所以尤其提醒老年人和容易过敏的朋友，在扫除时，戴上口罩，隔离掉这些病原体。

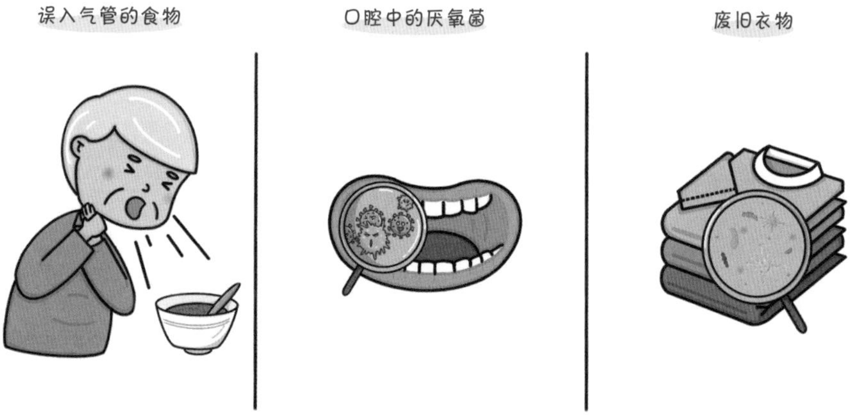

误入气管的食物

口腔中的厌氧菌

废旧衣物

寻找“元凶”

4. 预防老年人肺炎的饮食原则

老年人面对肺炎，除了尽量减少接触病原外，还要休息好、吃得好，只有保持良好的营养状况，才能降低发病风险，改善肺炎预后。

对于平时健康的老年人，总体原则就是要做到合理饮食，不节食，不挑食，充足睡眠，保持愉快的心情。

（1）保证充足的能量摄入

每餐有主食，包括大米、小麦、玉米、荞麦、红薯、土豆等，每天 250 ~ 400 克（5 ~ 8 两）。

通俗点说，三餐白米饭中可以加点粗粮，或选择番薯代替，每餐约 1 ~ 2 碗饭，每天 3 ~ 6 碗，根据不同性别及年龄决定进食量，不过量，不超量。

（2）优质蛋白质类食物要充足

包括鱼（深海、浅海和淡水鱼都可以）、虾、瘦肉类（瘦猪肉、瘦牛肉、鸡肉等），每天 150 ~ 200 克（3 ~ 4 两）。

可在平时的基础上适当加量，多选奶类和大豆类食物（豆腐、腐竹、豆干和豆浆），坚持每天一个鸡蛋。

（3）多搭配新鲜蔬菜和水果

品种丰富，每天超过 5 种，最好 500 克（1 斤）以上，在平时的基础上加量。其中一半为深色蔬果类，深色蔬果类富含抗氧化维生素及植物化学物，如维生素 C、β－胡萝卜素、黄酮类、花青素等，可有助于增强机体免疫能力及降低上呼吸道感染风险。

（4）适量增加优质脂肪摄入

包括橄榄油、大豆油，增加坚果类摄入（每天 1 小把，3 ~ 5 颗核桃），如花生、核桃、开心果等，总脂肪供能达到膳食总能量的 25% ~ 30%。

（5）酌情添加营养素补充剂

新鲜蔬果和坚果等植物食品富含 B 族维生素（B_1、B_2、B_6、B_{12}、叶酸）、维生素 C 和维生素 E 等，具有抗氧化作用，可以调节免疫功能。如摄入不足，可酌情补充深海鱼油等保健食品。

（6）保证饮水量

保证充足饮水量，每天 1500 ～ 2000 毫升，少量多次，温开水、淡茶水、菜汤、鱼汤和不油腻的鸡汤均可选择，避免含糖饮料。

（7）注意食品安全

远离野生动物，拒绝食用野生动物！

家庭烹饪时注意生熟分开，肉蛋类要高温煮熟、煮透；家庭用餐，将菜肴分成小份，每人自行挑选，尽量实行分餐制；或使用公勺公筷，避免亲人间相互传染。

5. 有效开窗通风，预防老年人肺炎

开窗通风是改善室内空气质量最有效的方法。然而，随着户外空气污染愈演愈烈，许多人怕屋里空气被“传染”而不敢开窗。接下来，教您如何做到有效开窗通风。

（1）开窗最佳时段

8:00—11:00 和 13:00—16:00，这两个时间段内，大气污染物浓度较低，可及时开窗通风。其中，上午 10 点和下午 3 点，是开窗的黄金时间。临街住户注意避开早晚交通高峰期。

（2）开窗时长

早、中、晚各 20 ～ 30 分钟；晚上睡前半小时，卧室开窗约 15 分钟；如果只是把每个房间的窗户开个小缝，时长以 30 分钟 ~ 1 个小时为宜。

（3）开窗次数

天气晴好时，每天开窗应不少于 3 次。早、中、晚要定时通风。

（4）开窗方式

同时打开离得最远的两扇窗，这样通风效率最高。也可采用交替通风方式，先让一个房间开窗通风，30 分钟后关上窗户，再开另一房间的窗户通风。

（5）室温

开窗时，室内温度最好控制在 16 ～ 22 摄氏度，低于 16 摄氏度容易引发感冒；室内湿度宜保持在 40% ～ 60%。老年人可以在开窗前披一件外套，或暂时到其他房间休息。

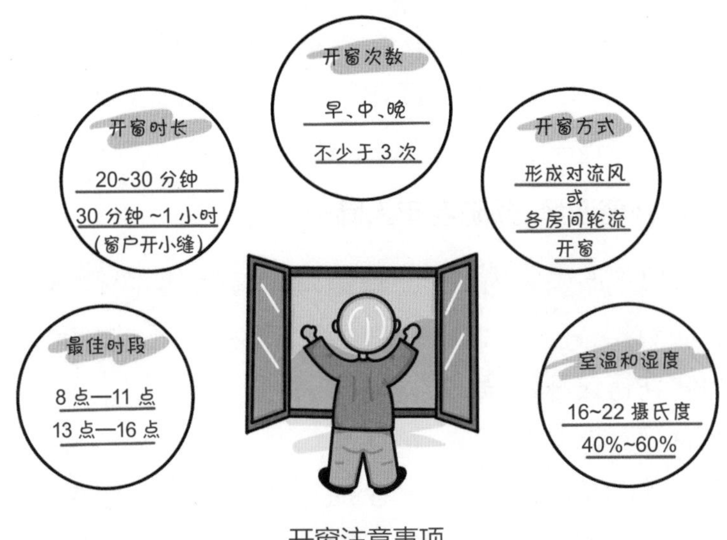

开窗注意事项

（6）最需要开窗的 5 个时刻

1）起床以后（8 点—11 点）

经过一夜，卧室空气积累很多二氧化碳，氧气稀薄，尘螨、皮屑等细小污染物飘浮在空气中。8 点左右气温升高，空气质量稍好，适宜开窗。

2）做饭时

做饭产生油烟容易刺激呼吸系统，建议在打开抽油烟机时开窗，并在做完饭后继续通风。虽然现在大多数家庭都会安装抽油烟机，但仍然会让厨房残留油烟，影响家人的身体健康。因此建议大家做完饭后，尽量打开窗户通风，至少开窗 20 分钟左右。

3）洗完澡后

卫生间、浴室湿度过高容易滋生霉菌，需要及时通风干燥，所以洗完澡要开窗通风。

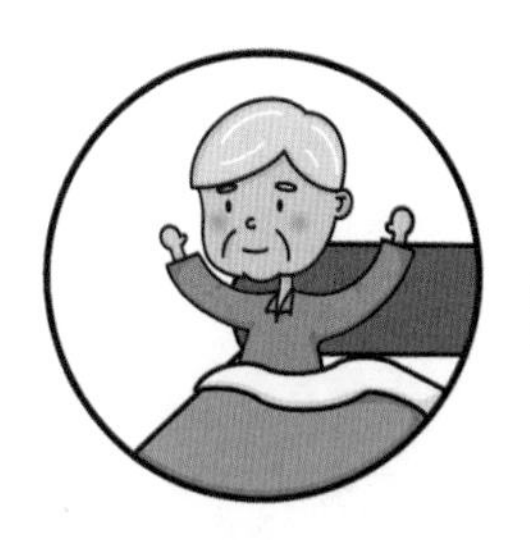
起床后（8 点—11 点）
经过一夜，卧室空气质量较差，
适宜开窗

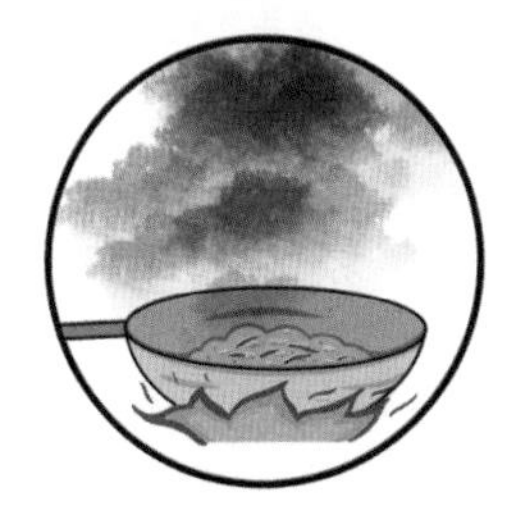
做饭时
做饭易产生油烟
打开抽油烟机的同时还要开窗

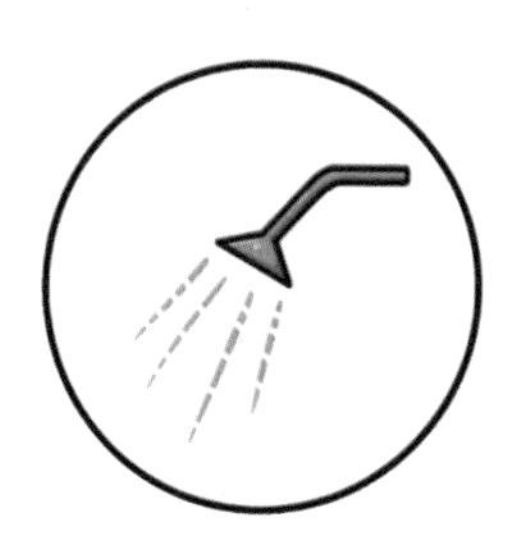
洗澡后
浴室湿度大，易产生霉菌
洗澡后要及时通风干燥

开窗时刻 1

4）睡觉前

因为夜间大部分工厂停工、马路上车辆减少，空气质量会高一些。睡前开窗 10 分钟，能改善室内空气，增加氧气含量，有利于睡眠。

5)打扫卫生时

清洁家居时会产生大量扬尘,大量的细菌随着灰尘飘浮在空气中,可导致过敏和呼吸系统疾病,所以最好戴上口罩并开窗通风。

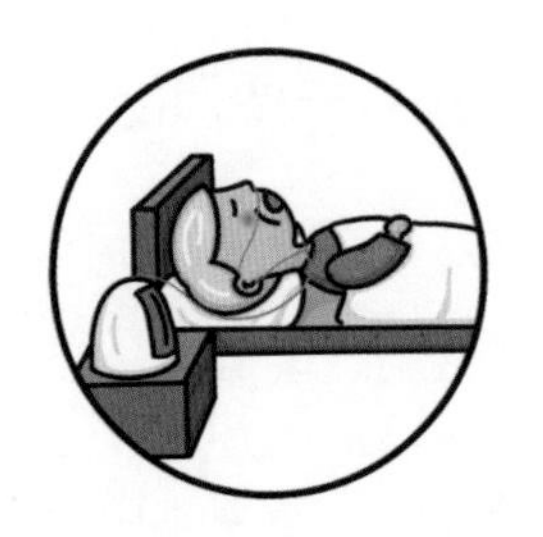
睡觉前
晚上空气质量较高
睡前开窗可以增加氧含量

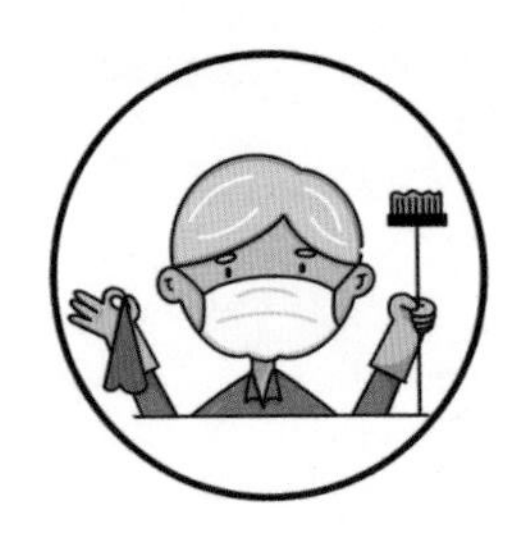
打扫卫生时
清洁家居会产生大量扬尘
易引发呼吸系统疾病
需要佩戴口罩并开窗通风

开窗时刻 2

(7)最需要紧闭窗户的 6 个时刻

1)早上 6 点—7 点

空气中污染物浓度仍较高;心血管病患者易受到冷空气刺激发病。

2)雾霾天清晨

室外大气中颗粒物污染较重,建议 14 点后通风。如果 $PM_{2.5}$ 浓度较高,可缩短开窗时间,通风 10 ~ 15 分钟即可。

3)下雨时

很多人觉得雨水会冲走空气中的颗粒物,空气质量会好转,这其实是一个误区。因为下小雨时,风速和风力也往往较小,不利于污染物稀释和扩散,潮湿的空气还会给悬浮污染物“穿上水衣”,加重空气污染。中等以上、持续时间较长的降雨才能有效地冲刷空气中的污染物。另外，有专家提醒，不论是什么级别降水，天气阴沉即将下雨雪时，以及刚刚降水时，空气都处于污染较严重的状态，这时最好不要开窗通风。

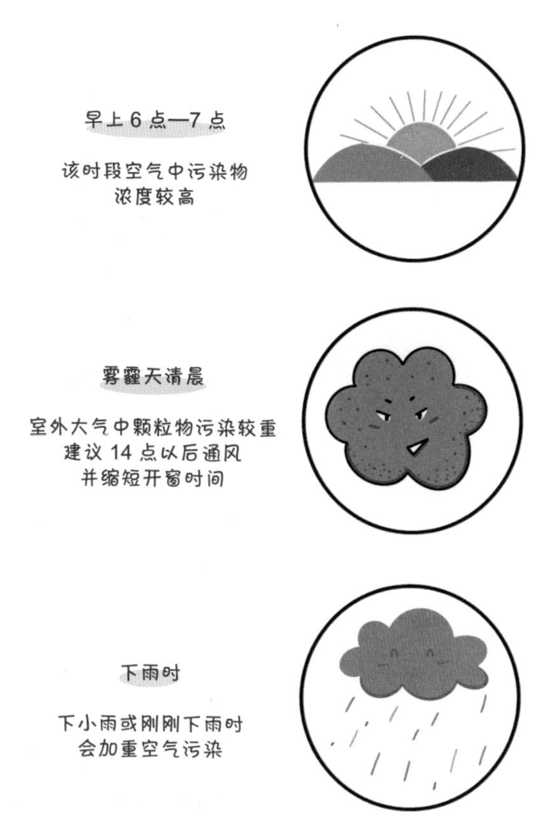

早上6点—7点
该时段空气中污染物
浓度较高
雾霾天清晨
室外大气中颗粒物污染较重
建议14点以后通风
并缩短开窗时间
下雨时
下小雨或刚刚下雨时
会加重空气污染

紧闭窗户时刻1

4）5级以上的大风天气

刮风时，5级以下适合通风。3 ~ 5级风一般不会造成地面严重扬尘，比较适合空气中污染物扩散，特别是雨雪过后的晴天，空气比较湿润时，大风可以明显起到清洁空气的作用。但为了安全，建议只开一条缝。当地面较干燥时，5级以上的风很容易扬尘，此时最好暂时关上窗户。

5）花粉季节

避免过敏，可关闭门窗，用空调过滤模式通风换气。

6）堵车时

避免汽车尾气等各种污染物袭击。

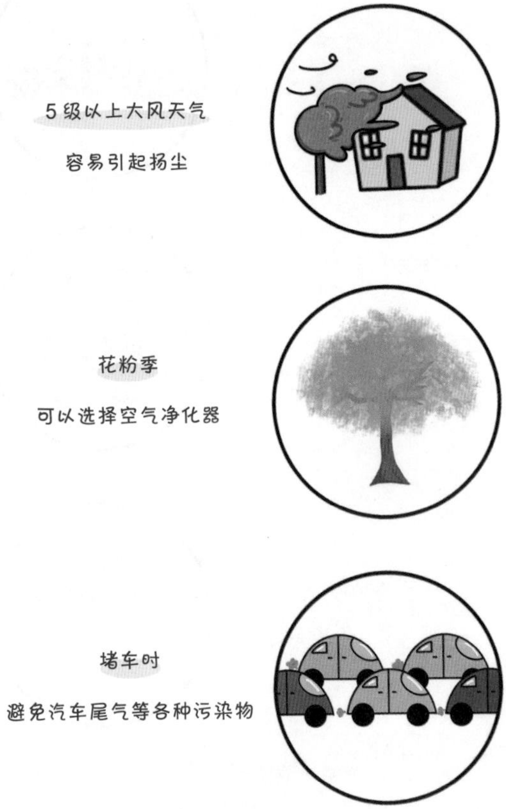

5级以上大风天气

容易引起扬尘

花粉季

可以选择空气净化器

堵车时

避免汽车尾气等各种污染物

紧闭窗户时刻 2

6. 勤洗手，防肺炎

2019 年新冠肺炎疫情防控已经进入常态化，在疫情防控中建立起的健康行为和生活方式还要保持下去。其中，坚持经常并且正确的洗手，是预防呼吸道感染最简单、最有效的方法之一。（具体洗手方法详见本书相关内容“三、护肺健肺照护要点”中的“小小飞沫大隐患”）

（1）居家 / 办公室

一般来说，肥皂去污效果会比洗手液好，但也更容易让皮肤干燥。因此，在疫情期间，洗手频率增高，用洗手液会稍微温和一些。

另外，在公共空间使用肥皂，会有交叉感染风险。这时候使用装在瓶子里、一次一泵的洗手液，甚至是自动感应洗手机，都能减少感染风险。

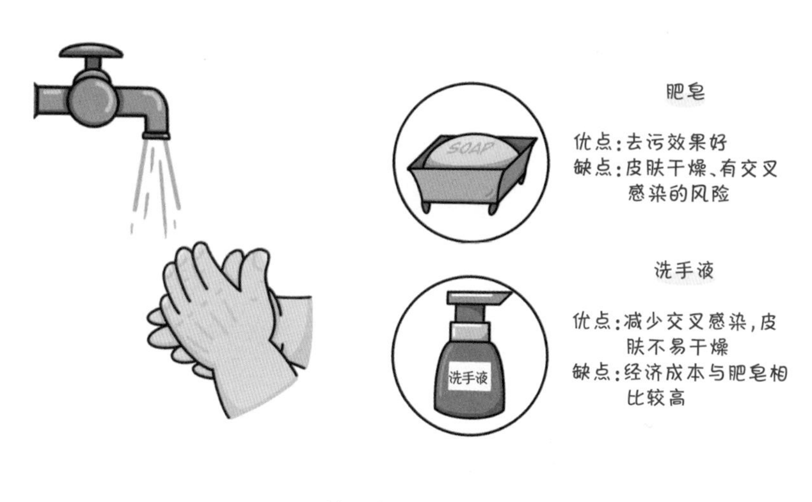

肥皂
SOAP
优点：去污效果好
缺点：皮肤干燥、有交叉感染的风险
洗手液
洗手液
优点：减少交叉感染，皮肤不易干燥
缺点：经济成本与肥皂相比较高

洗手相关知识 1

（2）外出

1）不管用不用酒精消毒，都推荐先用湿巾擦一遍

湿巾的主要作用是去污而不是消毒，擦拭就可以去除大部分微生物。所以，无论是普通纯水湿巾还是含有酒精成分消毒湿巾，认真将手擦干净！特别是外出时，遇上没有水的情况，手经常接触物品，不会时常保持清洁，这个时候湿巾就很重要了。

2）清洁过后可以使用免洗手消液消毒

日常生活中，用湿巾擦干净其实就完成清洁了。如果传染病流行期间不放心，可以在清洁完手部之后，再用免洗手消液做一次手部消毒。市面上很多免洗手消液的酒精含量没有达到75%，选择酒精含量在60%～80%之间的手消液，比较保险。

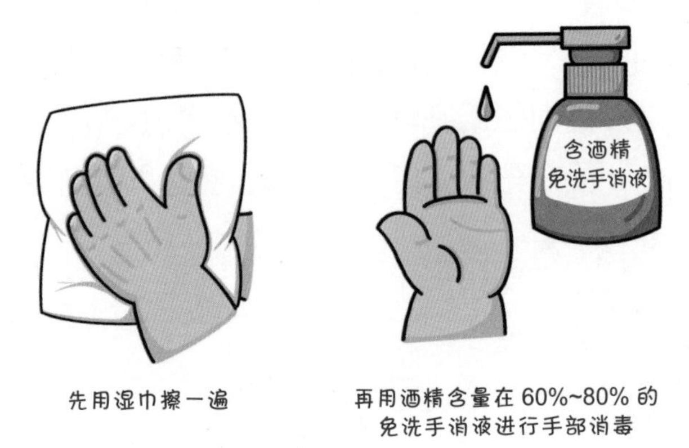

含酒精
免洗手消液
先用湿巾擦一遍
再用酒精含量在60%~80%的
免洗手消液进行手部消毒

洗手相关知识2

（3）洗手后一定要擦干

有研究证明，不管用纸擦还是烘干，干手后可以降低细菌传播效率高达99%。

另外，以上所有的洗手都要按照“七步洗手法”执行，洗手时间差不多是唱两遍生日快乐歌的时间，才能达到洗手的效果。

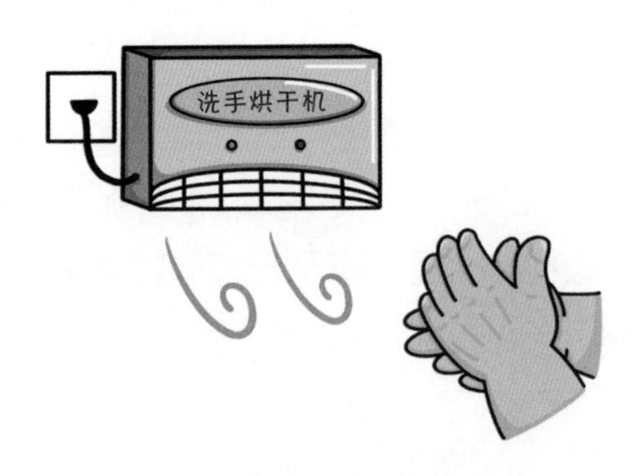

洗手相关知识3

7. 给肺加一层防护盾

接种疫苗是目前预防 CAP 的有效手段之一，疫苗分为肺炎球菌疫苗和流感疫苗。

肺炎球菌感染是导致老年人患病和死亡的重要原因。我国老年人普遍存在抗生素耐药性问题，接种肺炎球菌疫苗可减少特定人群罹患肺炎风险，是减低肺炎球菌耐药的手段之一。

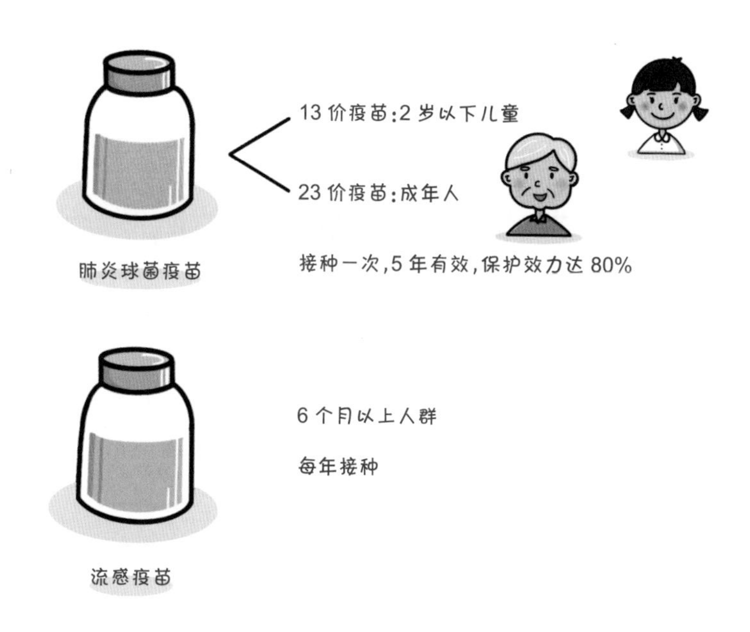

肺炎球菌疫苗与流感疫苗

流感病毒感染可引起严重的病毒性肺炎、继发性细菌性肺炎、原有慢性病急性加重等，而接种流感疫苗可预防流感或减轻流感相关症状，对流感病毒肺炎和流感继发细菌性肺炎有一定的预防作用。专家建议 60 岁以上的老年人，尤其是患有慢性基础病如慢阻肺等人群，每年流感流行季节前接种疫苗，因为流感病毒容易发生变异，所以建议每年接种才可能获得较好的保护作用。

8. 疫苗接种小贴士

(1)为了更好预防肺炎,专家建议高危人群同时接种流感疫苗和肺炎球菌疫苗。

(2)接种疫苗没有年龄限制,流感疫苗每年需要接种;肺炎球菌疫苗每五年接种一次。

(3)如果您处在感冒发热的发作期或者慢性疾病的活动期,不建议马上接种,可在病情稳定两周后接种。

(4)全国各省市居民如有接种疫苗方面更多的问题,可以登录当地疾控中心网站获取具体信息。

经试验发现,疫苗非常安全,是目前最可靠的预防疾病措施。因此,老年人可以根据自身情况选择接种疫苗,给肺加上一个防护盾,健康呼吸。

五、解惑答疑

现今社会，网络发达，通信方便。在各种社交平台转载的文章里，道听途说传播的信息中，有很多是与科学相悖的言论。患者伤痛难忍，病急乱投医现象比比皆是，更有甚者过分担心疾病预后，过度疗养。顾及人类身心健康，笔者在此就呼吸系统易混淆、易忽视的相关知识进行科普辟谣，愿广大患者可以正确就医，科学照护。

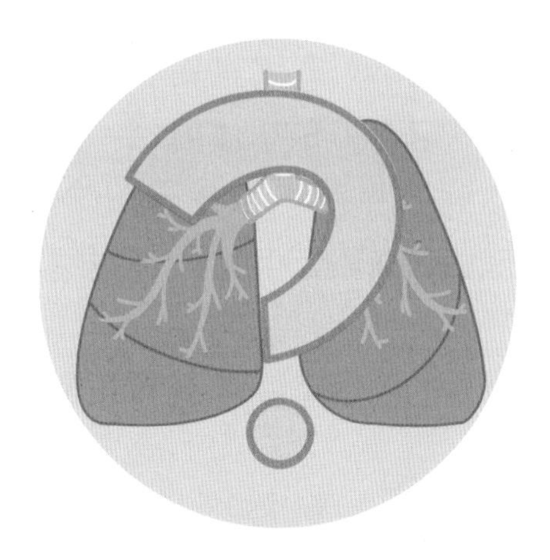

（一）吸烟是否可以预防病毒感染

在 2003 年非典以及新冠肺炎时期，都流行着“吸烟者感染率远低于非烟民”和“吸烟能预防病毒感染”之类的传言。那么这些传言是否可信呢？

事实是，没有任何证据表明吸烟可以预防病毒感染。

但是可以肯定的是，吸烟不仅不能够预防病毒感染，还会导致吸烟者免疫力下降，增加感染病毒的概率。而且，吸烟者本身肺部受到损伤，肺功能基础较差，万一感染发生重症肺炎的风险会更大。

(二)没事也能吸吸氧

对于正常健康人群,如不是居住在高海拔地区或者其他缺氧环境,血氧饱和度在 95% 以上。从医学角度来讲,体内氧气运输主要依靠与血红蛋白的结合,而血红蛋白数量是一定的,所以,血液里氧气溶解度也是有一定范围的。从血氧饱和度与氧分压的关系曲线来看,吸氧浓度继续升高,氧分压继续升高,血红蛋白和血液溶解氧气能力也基本接近上限。言外之意,血液里氧含量并不会增加很多,增加的量也不足以对身体产生明显益处。

更何况正常人如果经常吸氧,尤其是吸高浓度氧或进高压氧舱,会使体内氧分压过高,在正常人的机体内,会产生氧自由基。当自由基形成和清除的动态平衡被破坏,自由基在体内积累过多,就会诱发多种疾病,如高血压、冠心病、老年痴呆、糖尿病、神经衰弱、早衰、癌症等。

所以,如果没有特殊的医学理由,不建议正常人群吸氧。

(三)氧浓度越高越好吗

许多人在吸氧时都会有这样的疑问——是不是吸氧浓度越高效果越好? 答案是否定的。

我们以 40%、60% 为界,将吸氧浓度分为低、中、高三个等级。当氧浓度 <40%,为低浓度吸氧;氧浓度 40% ~ 60%,为中浓度吸氧;氧浓度 >60%,为高浓度吸氧。高浓度吸氧持续时间应小于 12 小时,而当氧浓度为 100% 时,吸氧时间不应超过 6 小时。若高浓度吸氧时间过长,则可能会导致氧中毒等。

当然,具体吸氧浓度需要根据疾病种类来选择,比如慢阻肺患者需要以每分钟 1 ~ 2 升的低流量吸氧,氧气浓度为 25% ~ 29%。所以,不要盲目追求高浓度,只有适合自身状况才是最健康的。

（四）吸氧真的会成瘾吗

自从出生后，人体就一直不断地从空气中摄入氧气。由此可见，吸氧不是让身体增加陌生的、需要适应的物质，不是作用于机体某个部分间接改善缺氧，也没有改变中枢神经的生化、生理状态。吸氧是直接提高动脉血氧含量，不像毒品、安眠药等会产生依赖性和成瘾。所以，不需要担心吸氧会产生依赖。

（五）哮喘会传染吗

哮喘发病受遗传和环境因素共同影响。它是一种气道的慢性炎症性疾病，这种炎症与机体异常免疫反应有关。具有过敏性体质的个体，气道在过敏物质等诱发因素刺激下，引起支气管炎症、肌肉痉挛、管腔狭窄，即哮喘症状。因此，哮喘本身是不传染的。

但是，如果是病毒或细菌感染导致的哮喘发作，引起哮喘发作的病毒等微生物则具有传染性。

（六）治疗老慢支、慢阻肺的“祖传秘方”可信吗

首先，我们非常理解患病者内心焦虑、恐惧等心理，但是切不可病急乱投医，盲目相信“偏方”和“虚假广告”。很多“秘方”里都含有激素成分，用药后一时感觉有效，但长期服用会导致很多并发症。并且，对于慢阻肺患者而言，不规范使用含有激素成分的药物，比如骤然停药或减量过快，会导致病情反复或加重。

所以，身体出现不适，应及时就医，明确诊断，再对症下药。

读到这里，本书的内容您是否已经了解消化了呢？回想一下，这本书对您有什么帮助，又或者给您什么样的启发和警醒呢？

每一缕温暖的阳光都在等待拥抱，每一丝拂面的微风都值得去感受。人生路，让科学和健康与您一路同行。